糖尿病・代謝・内分泌のしくみ

オールカラー

順和会山王病院内科部長
国際医療福祉大学教授
東京医科大学特任教授

小田原雅人（監修）

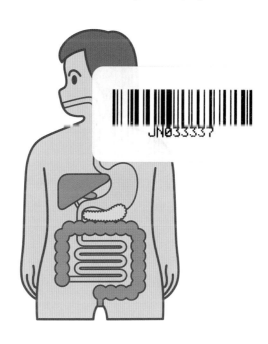

JN033337

はじめに

　2020 年に世界的なパンデミックとなった新型コロナウイルス感染症
（COVID-19）は、感染症に対する一般の意識を一変させることとなりまし
たし、健康への意識を高める契機になりました。一方、在宅勤務や外出自
粛等で活動量が減る人が増え、また、自宅に滞在する時間が長くなったこ
とにともない、食事、間食、アルコール摂取などが増え、生活習慣の乱れ
が顕著になる事例が多く見受けられるようになってしまいました。このよう
な生活習慣の乱れにより、糖尿病や、脂質異常症、高尿酸血症、高血圧
といった代表的な生活習慣病の悪化が認められる人が散見されるようにな
り、生活習慣の悪化が短期間で生活習慣病の療養状態に大きく影響するこ
とが明らかになりました。このことは、生活習慣がいかに健康管理上重要
であるかを示す良い事例ではないかと考えられます。
　糖尿病患者数は世界的に増加しており、日本でも糖尿病とその予備軍の
合計が 2,000 万人と報告されています。近年、生活習慣病に対する意識の
向上にともない、病気に関する正しい情報が求められるようになっていま
す。しかしながら、我が国においては、いまだに、正しい知識が流布され
ているとはいい難く、不正確な情報や誤った情報に翻弄される方々も多く
見受けられます。
　本書は、糖尿病、脂質異常症、高尿酸血症といった代表的な生活習慣病
をはじめとして、ホルモンに関係する内分泌疾患や代謝内分泌に関係する
類縁疾患について、正しい知識をできるだけ平易でわかりやすく解説する
目的で企画されています。
　理解しやすいように、あえて、細かなことを省略した部分もありますが、
できるだけ、正確な知識が得られるように、またわかりやすく図を取り入
れるなど工夫してあります。生活習慣病やさまざまな疾患の概要や治療を
知るうえで参考にしていただけたら幸いです。

山王病院内科部長、国際医療福祉大学教授
東京医科大学特任教授

小田原雅人

目次

第1章 代謝とホルモンの機能としくみ

第2章 糖尿病 ……………………………………………………… **27**

第3章 代謝異常 ……………………………………………… **83**

第4章 内分泌とそのしくみ······151

本書の使い方

糖尿病とはどういう病気か

ポイント
- 糖尿病は血糖値が高い状態が続く病気である
- 若年者に多い1型糖尿病と、中高年に多い2型糖尿病がある
- 無症状でも徐々に進行し、やがてさまざまな合併症が起こる

「尿に糖が出る病気」ではない

糖尿病は、血中のグルコース（ブドウ糖、P.12参照）の濃度＝血糖値が高い状態になってしまう病気です。尿に糖が出るのは糖尿病の症状のひとつで、名前の由来でもありますが、糖尿病でも尿に糖が出ないことがあり、また健康でも尿に糖が出る人がいるため、尿糖だけで診断することはできません。

糖尿病は、血糖値を下げる作用をもつインスリンというホルモンの分泌が不足したり、効きが不十分になったりすることで起こります。生活習慣とは無関係で若い人に発症することが比較的多い1型糖尿病（P.44参照）と、運動不足や食べすぎといった悪い生活習慣と関係が深く中高年以降に発症しやすい2型糖尿病（P.46参照）があります。日本人の場合、糖尿病患者の90％以上が2型糖尿病です。

無症状のまま静かに進行する2型糖尿病

特に2型糖尿病は初期の段階ではほぼ無症状です。しかしそのまま放置すると静かにかつ確実に進行し、やがてさまざまな合併症が現れ、生活の質が著しく低下していきます。

目が見えなくなったり（網膜症、P.56参照）、痛みなどの感覚がなくなってけがに気づかなかったり（神経障害、P.56参照）、腎不全になって透析が必要になったり（腎症、P.58参照）、感染しやすくなったり（P.62参照）します。また動脈硬化（大血管障害、P.60参照）が進んで心筋梗塞や脳梗塞を起こし、突然死することもあります。

試験に出る語句
糖尿病
血糖値が高くなる病気。生活習慣とは無関係の1型と関係の深い2型がある。
1型糖尿病
自己免疫などが原因でインスリンが分泌されなくなる。若いときに発症することが比較的多い。
2型糖尿病
遺伝的素因と過食や運動不足などの悪い生活習慣などが重なって起こる。中高年に多い。日本人の糖尿病患者の90％以上が2型。

キーワード
血糖値
血液中のグルコース（ブドウ糖）の濃度。

メモ
「糖尿病」という名称
かつて尿に糖が出る病気があることが発見され、糖尿病という名称がついた。医学の発展により、インスリン分泌不全など血糖値であることが判明したが、名称はそのまま残っている。

ポイント

このページでまとめられている内容のポイントを箇条書きであげています。

3種類の注釈

試験に出る語句

各種資格試験において出題頻度が高い語句をピックアップしています。

キーワード

本文中で大切な用語を解説しています。

メモ

理解を深めるための補足や、さらに詳しい解説を掲載しています。

カラー図解イラスト

糖尿病・代謝・内分泌の理解が深まるよう、わかりやすいカラーイラストで図解しています。

コラム

コラムには、ページ内で解説した内容に関する幅広い関連知識を掲載しております。アスリートColumnは、特に、運動やからだに関する幅広い知識を掲載しています。

● 1型糖尿病の特徴 ●

1型糖尿病は食べすぎや運動不足などの生活習慣とは関係ない。日本人の場合、全糖尿病患者の10％以下である。

生活習慣とは無関係

発症は若年層に多いが高齢でも発症

自分の細胞
自己抗体
リンパ球
免疫が自分自身を攻撃してしまう自己免疫が原因であると考えられている。

インスリンの自己注射が必須

糖尿病をもちつつ第一線で活躍するアスリート

アスリートColumn

1型糖尿病という持病をもちつつ、第一線で活躍するトップアスリート。そういう選手はサッカーや野球、フットボールなどのプロの世界にも数多くいます。運動の内容や運動量などは、種目やその選手のポジションなどによって、また試合とその前後、トレーニング期とオフ期などで大きく異なります。そんななかで、インスリンなどの薬の選択や食事のとりかたをどうするか、選手は医師やトレーナーなどとともに、ベストパフォーマンスのため、日々努力しています。

第1章

代謝と
ホルモンの
機能としくみ

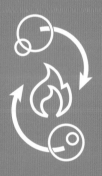

代謝と
ホルモンの
機能としくみ

代謝とは何か

ポイント

▶ 代謝とは生物が生きるために体内で行う化学反応のこと
▶ 代謝のうち分子を小さくする反応を異化という
▶ 代謝のうち分子を大きくする反応を同化という

代謝とは何か

　本書の中心となるテーマのひとつは代謝です。代謝とは、生物が食べるなどして取り込んだ物質を体内で分解したり合成したりするさまざまな化学反応のことで、反応は異化と同化に分けることができます。

　異化は分子を小さくしていく反応で、細胞内で栄養素を燃やして活動に必要なエネルギーを取り出したりすることです。一方、同化は分子を大きくする反応で、取り込んだ栄養素を材料にからだをつくるために必要な物質を合成したり、栄養素を貯蔵に適した形に合成したりすることです。必要な栄養素や代謝のしくみはそれぞれですが、どんな生物でも生きるために必ず何らかの代謝を行っています。

吸収した栄養素を使って全身で行われる

　ヒトの場合、栄養素の摂取と消化・吸収を担うのは胃腸や肝臓、膵臓といった消化器です。食べたものは胃や腸を通る間に、唾液腺や胃腸、膵臓から分泌されるさまざまな消化酵素によって消化され、小腸で吸収され、吸収された栄養素は主に肝臓に送られます。代謝は、この吸収された栄養素を材料に、肝臓や筋肉、脂肪組織をはじめ、全身の細胞で行われます。エネルギー源となる栄養素は全身の細胞で燃やされて（異化）、エネルギーが取り出されます。肝臓や筋肉、脂肪組織などでは、糖質や脂質を大きい分子の物質に合成（同化）して貯蔵します。また、肝臓などでは、からだの構造の成分や免疫物質などになるたんぱく質を合成（同化）し、全身に送り出しています。

　試験に出る語句

代謝
生物が生きるために体内で行うさまざまな化学反応。異化と同化に分けられる。新陳代謝ともいう。
異化
分子を小さくする反応。グルコース（P.12参照）などを分解してエネルギーを取り出す反応など。
同化
分子を大きくする反応。肝臓や筋肉などに貯蔵するため、グルコースをたくさんつなげてグリコーゲンにする反応など。

　キーワード

消化器
食べたり飲んだりしたものを消化し、吸収するためにはたらく臓器・器官のこと。口から肛門に至る消化管と、肝臓、膵臓、胆のうが属する。

代謝のおおまかなしくみ

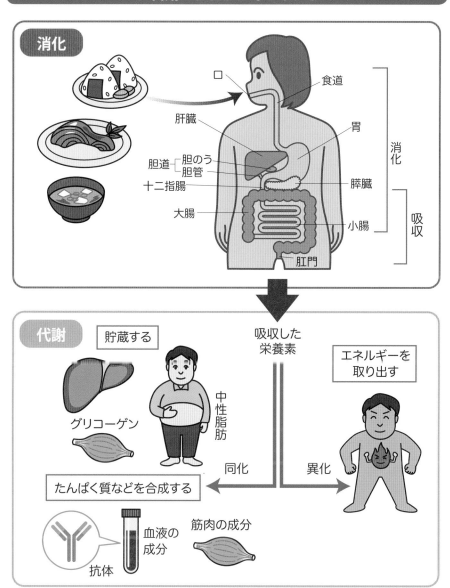

消化

- □
- 食道
- 肝臓
- 胃
- 胆道［胆のう／胆管］
- 十二指腸
- 膵臓
- 大腸
- 小腸
- 肛門
- 消化
- 吸収

吸収した栄養素

代謝

貯蔵する
- グリコーゲン
- 中性脂肪

エネルギーを取り出す

同化　異化

たんぱく質などを合成する
- 抗体
- 血液の成分
- 筋肉の成分

代謝とは、生物が生きるために体内で行うさまざまな化学反応のこと。消化器で消化・吸収された栄養素を使い、たんぱく質や核酸を合成したり、大きい分子にして貯蔵したり（同化）、分解してエネルギーを取り出したり（異化）することである。

代謝と
ホルモンの
機能としくみ

栄養素の種類とはたらき

ポイント
▶ 糖質、たんぱく質、脂質を三大栄養素という
▶ 三大栄養素は代謝されてエネルギー源となる
▶ ある種のビタミンやミネラルは代謝をたすける

エネルギー源となる三大栄養素

ヒトの生命活動に必要な栄養素のうち、活動のエネルギー源となり、必要量が多い**糖質**、**たんぱく質**、**脂質**の３つを**三大栄養素**といいます。糖質は、ご飯やパン、イモ類などに多く含まれ、**デンプン**、**砂糖（ショ糖）**、**ブドウ糖（グルコース）**、**果糖（フルクトース）**などの物質があります。エネルギー源として最も利用しやすく、常に全身の細胞で燃焼されている一方で、必要なときに取り出せるように肝臓や筋肉に**グリコーゲン**という形にして貯蔵してあり、さらに余った分は脂肪に変換して蓄えられます。

たんぱく質は筋肉などの構成成分であり、**血漿たんぱく質**や**酵素**、**免疫物質（抗体）**などにもなっています。またエネルギー源として利用されることもあります。

脂質は高カロリーで優秀なエネルギー源です。また細胞膜やホルモンなどの成分にもなります。

代謝をたすけるビタミンやミネラルも

ビタミンとは、からだに必要な栄養素のうち三大栄養素以外の**有機化合物**のことで、必要量は三大栄養素に比べると微量です。体内で合成することができないため、食事で摂取する必要があります。ビタミンは、体内で行われるさまざまな代謝をたすけています。

ミネラルとは、からだに必要な栄養素のうち炭素、酸素、窒素以外のもので**無機質**ともいいます。からだの構成成分になるほか、体液の**浸透圧**やpHを調整し、さまざまな代謝を行う酵素のはたらきにもかかわっています。

 試験に出る語句

三大栄養素
糖質、たんぱく質、脂質のこと。エネルギー源となり、摂取するべき量が多い栄養素。

 キーワード

グリコーゲン
グルコース（ブドウ糖）がたくさんつながったもの。肝臓や筋肉などでは、糖質をグリコーゲンの形で貯蔵している。

血漿たんぱく質
血液の液体成分である血漿に溶けているたんぱく質で、アルブミンが多くを占める。血漿の浸透圧を維持するなどのはたらきがある。

浸透圧
濃度の違う液体が半透膜を隔てているとき、両方の濃度を同じにしようとして、水が濃度の低いほうから高いほうへ移動するときの圧力。

 メモ

食物繊維も入れて六大栄養素
三大栄養素にビタミンとミネラルを加えて五大栄養素、さらに食物繊維を加えて六大栄養素ということがある。

● 栄養素とそのはたらき ●

ヒトが利用する栄養素には、糖質、たんぱく質、脂質、ビタミン、ミネラルがある。これらのうちエネルギー源となり摂取量が多い糖質、たんぱく質、脂質を三大栄養素、さらに必須栄養素であるビタミンとミネラルをあわせて五大栄養素という。

三大栄養素

糖質

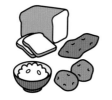

ご飯、パン、イモ類などに多く含まれる

・炭水化物とほぼ同義語として使われることも
・最も利用しやすいエネルギー源
・グルコースなどの単糖類まで消化して収する
・グリコーゲンにして貯蔵する

たんぱく質

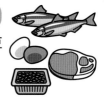

肉、魚、卵、大豆などに多く含まれる

・アミノ酸がたくさんつながった物質
・エネルギー源となり、筋肉や皮膚などのからだの構造、血漿たんぱく質、抗体、酵素などの成分になる
・アミノ酸かアミノ酸が2つつながった物質にされて吸収される

脂質

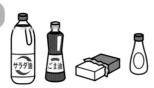

植物油、バター、肉や魚の脂など

・中性脂肪（肉の脂身など）、コレステロールなどの種類がある
・高カロリーでエネルギー源として優秀
・細胞膜やステロイドホルモンなどの成分となる

ビタミン

A、B群、C、D、Eなどがあり、水溶性と脂溶性に分けられる

・代謝を行う酵素をたすける補酵素としてはたらく

ミネラル

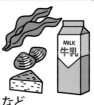

ナトリウム、カリウム、カルシウム、鉄、マグネシウムなど

・骨や歯などの成分
・体液の浸透圧やpHにかかわる
・さまざまな代謝にかかわる

代謝と
ホルモンの
機能としくみ

消化・吸収のメカニズム

ポイント

▶ 食べものを吸収できる小さい分子にするのが消化
▶ 胃液や膵液に含まれる酵素が消化をたすける
▶ 栄養素は小腸の吸収上皮細胞から吸収される

機械的消化と化学的消化で分子を小さくする

　私たちが食べるものの大半は、そのままの形で体内に取り込むことはできません。そのため、吸収できるように小さい分子に分解する必要があります。その作用が消化です。消化には、噛み砕いたり、胃腸の動きでかき混ぜて粒子を細かくしたりする**機械的（物理的）消化**と、**消化酵素**の作用で分解する**化学的消化**があります。

　口腔内では主に機械的消化が行われます。唾液にもデンプンの消化酵素が含まれていますが、滞在時間が短く化学的消化はあまり進みません。そして飲み込んだ食べものは咽頭、食道を通って胃に送られます。食べものは胃でしばらくとどまり、胃液に含まれる強力な酸と**たんぱく質分解酵素**によって本格的な化学的消化が始まります。

膵液が三大栄養素を消化する

　胃でドロドロになったものが少しずつ**十二指腸**に送り込まれると、そこに膵臓からの**膵液**と胆のうからの**胆汁**が注ぎ込まれます。特に膵液には糖質、たんぱく質、脂質の消化酵素がすべて含まれていて、食べものが十二指腸から小腸を進む間に内容物がどんどん消化されていきます。

　そして吸収できるまで消化が進んだ栄養素は、小腸の壁にぎっしり並ぶ**吸収上皮細胞**によって吸収されます。吸収上皮細胞に入った栄養素の大半は、細胞の近くを走る血管に入り、徐々に合流する血管によって肝臓に届けられます。また脂質の一部は血管ではなく**リンパ管**に入り、最終的に鎖骨の下で静脈に合流します。

試験に出る語句

機械的（物理的）消化
歯で噛み砕くことや、消化管が激しく動いて中身をかき混ぜることで食べものを細かくしていく作業のこと。
化学的消化
消化酵素によって食べたものを化学的に変化させ、分子を小さくしていくこと。

キーワード

小腸
胃に続く十二指腸と、それに続く空腸・回腸のこと。十二指腸を独立させ、空腸と回腸だけを小腸とする場合もある。
リンパ管
末梢で血管から染み出した組織液を集めてくる管。途中にリンパ節が存在。徐々に集まって、左右の鎖骨下で最終的に静脈に合流する。

メモ

吸収上皮細胞表面での消化
吸収上皮細胞の表面にも消化酵素があり、これが糖質とたんぱく質の最終的な消化を行う。これを膜消化という。

● 消化・吸収のメカニズム ●

食べものは小腸まで送られる間に、機械的消化と消化酵素による化学的消化を受け、糖質は単糖類に、たんぱく質はアミノ酸（またはアミノ酸が2つつながったもの）に、脂質は脂肪酸とグリセロールなどに分解され、小腸の吸収上皮細胞から吸収される。

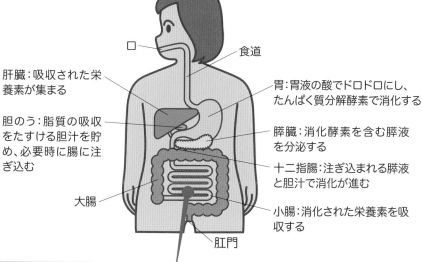

- 口
- 食道
- 肝臓：吸収された栄養素が集まる
- 胆のう：脂質の吸収をたすける胆汁を貯め、必要時に腸に注ぎ込む
- 大腸
- 胃：胃液の酸でドロドロにし、たんぱく質分解酵素で消化する
- 膵臓：消化酵素を含む膵液を分泌する
- 十二指腸：注ぎ込まれる膵液と胆汁で消化が進む
- 小腸：消化された栄養素を吸収する
- 肛門

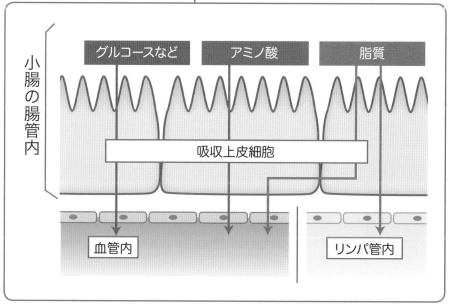

小腸の腸管内

グルコースなど　アミノ酸　脂質

吸収上皮細胞

血管内　リンパ管内

代謝と
ホルモンの
機能としくみ

三大栄養素の代謝のしくみ

 ポイント

▶ 糖質は無酸素の解糖系と有酸素のTCA回路で代謝される
▶ たんぱく質も脂質も代謝産物がTCA回路で代謝される
▶ ピルビン酸などの代謝産物は同化され、糖や脂質になる

糖質は解糖系とTCA回路でエネルギーを取り出す

からだのエネルギー源となる三大栄養素のうち最も利用しやすいのは糖質です。糖質は解糖系とTCA回路（クエン酸回路）という２段階の代謝によってエネルギーが取り出され、最終的には水と二酸化炭素になります。解糖系は酸素を使わずに糖を分解するプロセスで、グルコース（ブドウ糖。P.12参照）をピルビン酸に変換することでエネルギーを取り出します。解糖系でできたピルビン酸は細胞内のミトコンドリアにあるTCA回路に入ります。TCA回路は酸素を使って何段階もの化学変化を起こすプロセスで、多くのエネルギーを取り出すことができます。

三大栄養素は互いに変換され代謝される

たんぱく質はアミノ酸がたくさんつながった物質です。アミノ酸が代謝される過程でもピルビン酸やアセチルCoAができ、これをTCA回路で代謝することでエネルギーを取り出すことができます。別の分解産物であるアンモニア（有毒）は尿素回路で無毒の尿素に代謝されます。

脂質にはさまざまな物質がありますが、代表的なのは中性脂肪です。中性脂肪は脂肪酸とグリセロールに分解され、脂肪酸は代謝されてアセチルCoAに、グリセロールはピルビン酸になってTCA回路に入ります。

このようにたんぱく質や脂質も異化されてTCA回路で代謝されます。その反対にピルビン酸やアセチルCoAは同化されて新たに糖や脂質に合成されることもあります。三大栄養素は代謝によって互いに変換されているのです。

 試験に出る語句

解糖系
糖が代謝されるプロセスのうち、酸素を使わないプロセス。グルコースがピルビン酸に代謝される過程でエネルギーが取り出される。

TCA回路
クエン酸回路ともいう。ピルビン酸を酸素を使った何段階もの代謝で二酸化炭素と水にまで分解する。その過程で多くのエネルギーが取り出される。

ピルビン酸
グルコースなどの糖を、解糖系で代謝した結果できる、有機化合物。

ミトコンドリア
細胞内の小器官。解糖系とTCA回路をもち、グルコースや脂肪酸を代謝してエネルギーを取り出す。

アセチルCoA
ピルビン酸に補酵素が結合してできる有機化合物。

 キーワード

尿素回路
有毒なアンモニアを無毒化する回路で、エネルギーは取り出されない。

中性脂肪
食品中の脂質の多くが中性脂肪で、肉の脂身などが代表的。グリセロールと3つの脂肪酸からなる。

● 三大栄養素の代謝 ●

糖質のグルコースは、まず無酸素の解糖系で代謝されてエネルギーが取り出され、続いてTCA回路で酸素を使って代謝されて多くのエネルギーが取り出される。アミノ酸はピルビン酸やアセチルCoAとなりTCA回路に入る。脂質の中性脂肪はグリセロールと脂肪酸に分解され、解糖系やTCA回路に入って代謝される。

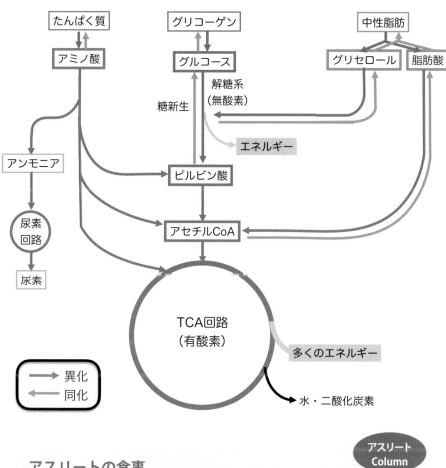

アスリートの食事

　運動によって、筋肉内のグリコーゲンや、血中のグルコース、遊離脂肪酸などが消費されます。また、代謝にかかわるビタミンが消費され、発汗などによって水やミネラルが失われます。筋肉の組織や血球も壊れます。回復のためには、運動で失われる栄養素、修復に必要な栄養素を、それぞれ適切に摂取する必要があります。

代謝と
ホルモンの
機能としくみ

代謝に異常が起こるとどうなる?

ポイント

▶ 糖尿病は代表的な糖代謝異常
▶ 生まれつき糖やたんぱく質の分解酵素がない代謝異常がある
▶ 動脈硬化の要因となる脂質異常症も代謝異常

生まれつきの糖やたんぱく質の代謝異常

　何らかの原因で代謝が正常に行われなくなることを**代謝異常**といい、からだにさまざまな異常や病気が生じます。

　本書の中心テーマとなる**糖尿病**は、代表的な**糖代謝異常**です。糖代謝異常には、生まれつきある種の糖を代謝する酵素がないために起こる**ガラクトース血症**などもあります。

　たんぱく質の代謝異常には、アミノ酸の代謝に必要な酵素の何かが生まれつき欠けているために起こる病気がいくつかあります。何もしないと知能障害などの深刻な症状が現れますが、出生時の検査で発見でき、適切に治療をすれば元気に成長することができます。また尿素回路の酵素が欠けていて、アンモニアを無毒化できず、意識障害などを起こす**尿素サイクル異常症**（P.148参照）などもあります。

メタボや脂質異常症も代謝の異常

　中高年に多く動脈硬化の悪化要因ともなる**脂質異常症**(P.90参照)は脂質の代謝異常です。食べすぎや運動不足などによっていわゆる悪玉コレステロールが増え、血管壁の中にたまって血管の内腔が狭くなり、そこが詰まると脳梗塞や心筋梗塞などの深刻な病気を起こすことがあります。

　ビタミンはさまざまな代謝をたすけるので、摂取量が不足したり、逆に多すぎたりすると代謝に異常が生じることがあります。またミネラルの代謝異常でもさまざまな症状が現れます。加齢とともに骨がもろくなる骨粗しょう症は、カルシウムの摂取、運動量といった**生活習慣**と、ホルモン分泌などの要因がかかわり**骨代謝**に異常が生じて起こります。

試験に出る語句

糖代謝異常
糖質の代謝異常によって生じる病気の総称。糖尿病や、酵素欠損による先天性の病気などがある。

脂質異常症
血中の中性脂肪やLDLコレステロール（悪玉）が高い、またはHDLコレステロール（善玉）が低い状態。動脈硬化の要因となる。

メモ

出生時の代謝異常の検査
出生直後に新生児マス・スクリーニング（P.144参照）が行われ、先天性の代謝異常の有無を調べる。酵素欠損のほか、甲状腺などの機能低下症等も調べられる。この検査で異常がわかれば適切な治療を早期に開始できる。

● 代謝異常による主な病気 ●

代謝に異常が生じると何らかの症状や病気が引き起こされる。その種類はさまざまだが、先天性代謝異常や、中高年以降に多い糖尿病や脂質異常症、高齢女性に多い骨粗しょう症などが代表的である。

― 主に中高年に起こる糖や脂質の代謝異常 ―

糖尿病

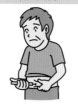

生活習慣とは無関係の1型と、食べすぎや運動不足などの悪い生活習慣とかかわりが深い2型がある。糖の代謝異常によって血糖値が高すぎる状態が続き、やがて血管や神経が傷んでくる。

脂質異常症

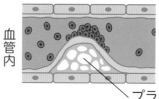

血管内

プラーク

脂質の代謝に異常があり、血中の悪玉コレステロールや中性脂肪などの高値や善玉コレステロールの低値が起こる。食生活や運動不足と関係が深い。動脈硬化を促進してしまう。

― 先天性代謝異常 ―

生まれつき何かの栄養素の分解酵素が欠けているため、代謝に異常が起きて、成長が遅い、知能障害などの異常が生じる病気の総称。出生時の新生児マス・スクリーニング検査によって多くの疾患が発見できるようになっている。

新生児マス・スクリーニング（P.144参照）

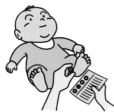

発見できる主な疾患
・ガラクトース血症
・フェニルケトン尿症
・メープルシロップ尿症
・メチルマロン酸血症
・MCAD欠損症　　など

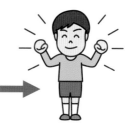

適切な治療で元気に成長できる

代謝と
ホルモンの
機能としくみ

代謝と関係が深い内分泌

ポイント

▶ ホルモンの多くは代謝の調節にかかわる
▶ インスリンは血中グルコース濃度を下げるホルモンである
▶ 甲状腺ホルモンには全身の代謝を上げる作用がある

代謝と内分泌系は関係が深い

　体内で行われる代謝には**ホルモン**によって調節されているものがあります。医学関係の書籍や病院の診療科の名称で、代謝と**内分泌**（ホルモンを分泌すること。P.152参照）がひとまとめになっているのをよくみかけるのは、代謝とホルモンが深い関係にあるからです。

　その代表例が糖尿病です。糖尿病（P.28〜参照）は**血糖値**（血中グルコース濃度）を下げるホルモンである**インスリン**の分泌や作用が不足し、**高血糖状態**を招いてしまう病気です。インスリンは、血糖値が上がると、膵臓の**ランゲルハンス島**から分泌され、全身の細胞に血中の**グルコース**を取り込んで利用するように促します。これが不足したり作用が低下したりすると、細胞が十分にグルコースを取り込めなくなり、血糖値が下がらなくなります。

代謝を調節する甲状腺ホルモン

　全身の代謝にかかわるホルモンとして重要なものに**甲状腺ホルモン**があります（P.170参照）。甲状腺ホルモンはからだの代謝を活発にするホルモンで、これが分泌されると血糖値が上昇し、全身の細胞でのエネルギー産生が促進され、心拍数や血圧が上がってからだがアクセルを踏んだようになります。したがって、このホルモンの分泌が過剰になる**甲状腺機能亢進症**（P.172参照）では、安静にしていても全力疾走しているような状態になり、疲労してしまいます。本書では第4章で、インスリンなどの血糖値を調整するホルモン以外の主なホルモンについて、まとめています。

試験に出る語句

内分泌
ホルモンを血中に分泌することやそのしくみを指す。ホルモンをつくって分泌する器官を内分泌器官という。

メモ

甲状腺
のどの前面にある内分泌器官。代謝を上げる甲状腺ホルモンを分泌する。
病院の「内分泌・代謝内科」
糖尿病をはじめからだの代謝やホルモンに関係する病気を専門とする「内分泌・代謝内科」を掲げる病院がある。「糖尿病・代謝・内分泌科」などの名称も使われる。

● 内分泌系のはたらきと代謝 ●

内分泌系にはさまざまなはたらきがあるが、代謝に直接関係しているものも多い。
また、一見、無関係と思われる機能でも、代謝と無関係ではない。

― 内分泌系の主なはたらき ―

・全身の代謝
・糖代謝
・たんぱく質代謝
・脂質代謝
・成長の促進
・骨代謝

代謝に
直接
関係

全身の代謝

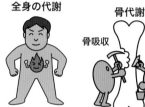

骨代謝

骨吸収　骨形成

・免疫機能の調節、抗炎症
・血圧の調節
・中枢神経系への作用
・抗ストレス
・生殖
・乳腺発達と乳汁分泌　など

これらも
代謝に
無関係
ではない

ストレス

抗ストレス

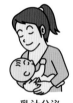

乳汁分泌

― 全身の代謝にかかわる甲状腺ホルモン ―

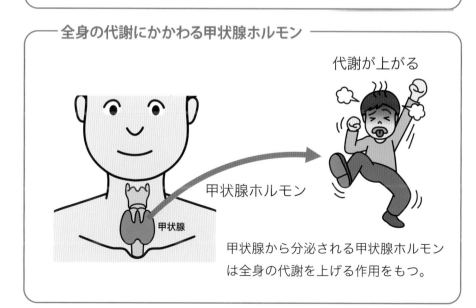

代謝が上がる

甲状腺ホルモン

甲状腺

甲状腺から分泌される甲状腺ホルモン
は全身の代謝を上げる作用をもつ。

代謝と
ホルモンの
機能としくみ

ホルモンとは何か

▶ 細胞どうしの情報伝達をする生理活性物質がホルモン
▶ 内分泌腺から出たホルモンの多くは血液に乗って運ばれる
▶ 受容体をもつ標的細胞にのみ作用する

細胞どうしの情報伝達物質がホルモン

　ホルモンは、全身の細胞どうしの情報伝達をする**生理活性物質**です。旧来は、内分泌器官から分泌され、血液によって離れた場所にある**標的細胞**（P.152参照）に届き、そこで何らかの作用を引き起こす物質とされていました。たとえば膵臓から分泌され、血液に乗って全身の細胞に届いて**グルコース**の利用を促すインスリンなどは、まさにこの定義通りのホルモンです。

　ところがさまざまな研究により、脂肪組織や消化管、骨、血管など、もともと知られていた**内分泌腺**以外の場所からもホルモン様物質が分泌されていることがわかってきました。また、分泌されるとすぐ近くの細胞に作用するもの、分泌した細胞自体に作用するものなど、血液に乗って運ばれるわけではない物質が見つかり、定義が広くなったのです。

受容体をもつ細胞だけに作用する

　ホルモンの分泌量はごく微量です。ホルモンによって異なりますが、血中の濃度はｎｇ／mℓ（1cc）やｐｇ／mℓといった単位。ngは10億分の1g、pgは1兆分の1gです。

　ホルモンは、細胞膜や細胞内にある**受容体**に結合するとその作用を発揮します。細胞によって何の受容体をもっているかが違うので、たとえ分泌したところのすぐそばの細胞であっても受容体をもたなければ作用せず、遠くの細胞でも受容体があれば作用します。このようにあるホルモンが結合する受容体をもつ細胞を、そのホルモンの標的細胞といいます。

試験に出る語句

ホルモン
細胞どうしの情報伝達を行う生理活性物質。内分泌器官のほか、心臓、腎臓、脂肪組織などから分泌される。受容体をもつ細胞に作用する。

生理活性物質
微量で生体活動に強い影響を及ぼす物質のこと。ビタミン、ホルモン、神経伝達物質、サイトカインなど。

受容体
細胞膜や細胞内にあり、ホルモンなどが結合するたんぱく質。受容体と結合するものは鍵と鍵穴の関係にあり、合わなければ結合しない。

キーワード

ng（ナノグラム）、pg（ピコグラム）
g（グラム）の1000分の1がｍｇ（ミリグラム／0.001g）、mgの1000分の1がμg（マイクログラム／100万分の1g）である。さらに、その1000分の1がng（ナノグラム／10億分の1g）、さらにその1000分の1がpg（ピコグラム／1兆分の1g）。

● ホルモンの作用の種類 ●

ホルモンは細胞どうしの情報伝達を行う生理活性物質で、内分泌器官のほか、心臓や腎臓、骨や脂肪組織などから分泌される。内分泌器官から血管に入って、離れた場所に運ばれて標的細胞に作用するしくみのほか、分泌細胞の近くの細胞や分泌細胞自身に作用するホルモンもある。

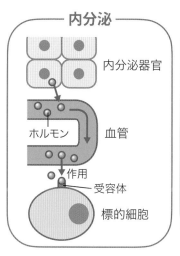

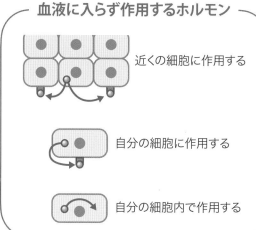

● ホルモンと受容体 ●

ホルモンはそれに合う受容体をもつ細胞にのみ作用する。合う受容体をもつ細胞を標的細胞という。受容体には細胞膜、細胞質、細胞核にあるものがある。

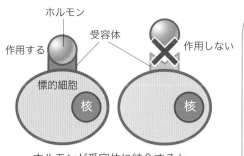

ホルモンが受容体に結合すると作用する。

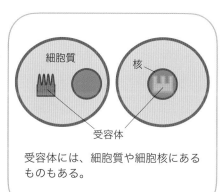

受容体には、細胞質や細胞核にあるものもある。

代謝と
ホルモンの
機能としくみ

フィードバック機構と周期的変動

ポイント

▶ 内分泌腺には上位・下位という上下関係がある
▶ 多くがネガティブ・フィードバックによって調節される
▶ 周期的に分泌量が増減するホルモンがある

ネガティブ・フィードバックによる調節

ホルモンは常に一定量が出続けているのではなく、状況の変化に応じて増えたり減ったりしています。

ホルモンを分泌する内分泌腺は、相互に関係しあって動いています。

たとえば代謝を活発にする甲状腺ホルモンは、視床下部から甲状腺刺激ホルモン放出ホルモンが分泌されると、その刺激で脳下垂体から甲状腺刺激ホルモンが分泌され、これが甲状腺を刺激して甲状腺ホルモンが分泌するというしくみになっています。

そして甲状腺からのホルモンの分泌が十分になると、それが視床下部、脳下垂体のホルモンを抑制し、甲状腺からのホルモンの分泌が減少します。

多くのホルモンがこのようなネガティブ・フィードバックのしくみによって調節されています。

周期的に分泌量が変化するホルモンがある

ホルモンの中にはある程度決まった周期で分泌されるものがあります。たとえば、月経周期の中頃に急激に増加するサージと呼ばれる分泌を示す排卵に関係するホルモンは、その好例です。

また成長ホルモンは1日のうち睡眠中に多く分泌します。三大栄養素の代謝やストレスへの対応、免疫などを担う副腎皮質ホルモンやそれを刺激するホルモンは、早朝に最も多く、夜間に減少します。このように、24時間周期で周期的に変化するものを日内変動といいます。

試験に出る語句

ネガティブ・フィードバック
ホルモンが分泌されると、効果を発揮するが、効きすぎないように、ホルモン分泌を抑制する機構がはたらく。これをネガティブ・フィードバック機構という。

日内変動
1日の中で分泌量などが変化すること。ホルモンの中には日内変動をするものがある。

キーワード

サージ
うねり、波動、高まりという意味。ホルモン分泌においては、あるときに急激に分泌量が高まる現象を指す。

メモ

ポジティブ・フィードバックもある
女性ホルモンのエストロゲンの場合、視床下部・脳下垂体からの刺激によって分泌が増えると、それが視床下部・脳下垂体を刺激してさらに分泌が増えるポジティブ・フィードバックのしくみになっている。

● ホルモン分泌量の調節 ●

多くのホルモンはネガティブ・フィードバックのしくみで分泌量が調節されている。ポジティブ・フィードバックではたらくものもある。

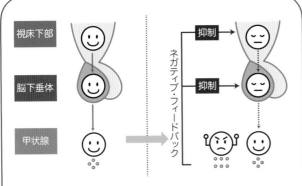

視床下部・脳下垂体からの刺激で甲状腺からの分泌量が増えると、甲状腺を刺激しているホルモンを抑制し、ホルモンが効きすぎないように調整する。

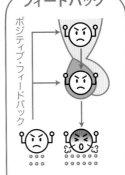

内分泌腺からの分泌量の増加がさらにホルモン分泌を刺激するしくみ。

● ホルモン分泌量の周期的変化 ●

ホルモンの中には、24時間で周期的に分泌量が変わるものや、性周期にあわせて変動するものなど、周期的変化を示すものがある。

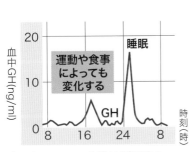

成長ホルモンの分泌は睡眠時の、特に入眠直後に多くなる。

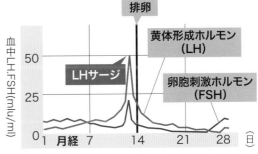

黄体形成ホルモン（LH）は月経周期の中頃にサージを示す。

代謝の研究の歴史

　代謝は英語でmetabolism。「変化する」という意味のギリシャ語が語源であるといわれています。代謝を研究する分野は生体のさまざまな現象を化学的に明らかにしようとする生化学ですが、その研究は、生物物理学や分子生物学など、多くの分野と密接にかかわりながら急速に発展しています。

　代謝研究の起源といえるのは、イタリア人医師のサントーリオ・サントーリオ氏（1561年-1636年）の仕事です。サントーリオ氏は、自ら椅子や机ごと大きな秤に乗って生活し、食事や排泄、睡眠、労働などの前後で体重がどう変化するかを30年にもわたって測定し続けました。そして飲食物の重量より排泄物の重量のほうが少ないことを見出し、飲食物は「不感蒸泄」というプロセスで失われるのだと報告しました。これが、体内で何が起きているのかを探求する、研究の礎となったのです。

　前述の大がかりな秤に代表されるように、医学に「計測」を導入したのもサントーリオ氏だといわれています。氏は、物理学者で温度計を開発したガリレオ・ガリレイと接点があり、彼との議論に触発されて体温計を開発したといわれています。それまで発熱の有無は手のひらの感覚で調べていましたが、体温計の登場で、数値で示すことができるようになったのです。また、サントーリオ氏は、振り子を使って脈拍を測る機器も開発しました。

　20世紀の後半になると、さまざまな機器や測定法などが発達し、代謝に関する研究も急速に前進しました。中でもドイツ出身のユダヤ人医師ハンス・クレブス氏は数多くの功績を残した人として有名です。特に1937年に発見したTCA回路（P.16参照）は、現代でもエネルギー代謝の基本中の基本ともいえるものです。TCAとは、クエン酸回路の英語のtricarboxylic acid cycleの頭文字ですが、発見者の名前をとってクレブス回路とも呼ばれています。この業績でクレブス氏は1953年にノーベル生理学・医学賞を受賞しました。

　また、クレブス氏は、TCA回路発見よりも前に、体内で生じたアンモニアを無毒の尿素に代謝する尿素回路のほか、微生物や植物がもつ代謝回路なども発見しています。

第 2 章

糖尿病

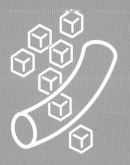

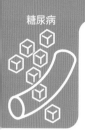

糖尿病とはどういう病気か

ポイント
- ▶ 糖尿病は血糖値が高い状態が続く病気である
- ▶ 若年者に多い1型糖尿病と、中高年に多い2型糖尿病がある
- ▶ 無症状でも徐々に進行し、やがてさまざまな合併症が起こる

「尿に糖が出る病気」ではない

　糖尿病は、血中の**グルコース**（ブドウ糖。P.12参照）の濃度＝**血糖値**が高い状態になってしまう病気です。尿に糖が出るのは糖尿病の症状のひとつで、名前の由来でもありますが、糖尿病でも尿に糖が出ないことがあり、また健康でも尿に糖が出る人がいるため、**尿糖**だけで診断することはできません。

　糖尿病は、血糖値を下げる作用をもつ**インスリン**というホルモンの分泌が不足したり、効きが不十分になったりすることで起こります。**生活習慣**とは無関係で若い人に発症することが比較的多い**1型糖尿病**（P.44参照）と、運動不足や食べすぎといった悪い生活習慣と関係が深く中高年以降に発症しやすい**2型糖尿病**（P.46参照）があります。日本人の場合、糖尿病患者の90％以上が2型糖尿病です。

無症状のまま静かに進行する2型糖尿病

　特に2型糖尿病は初期の段階ではほぼ無症状です。しかしそのままで放置すると静かにかつ確実に進行し、やがてさまざまな**合併症**が現れ、生活の質が著しく低下していきます。

　目が見えなくなったり（**網膜症**、P.56参照）、痛みなどの感覚がなくなってけがに気づかなかったり（**神経障害**、P.56参照）、**腎不全**になって**透析**が必要になったり（**腎症**、P.58参照）、感染しやすくなったり（P.62参照）します。また**動脈硬化**（**大血管障害**、P.60参照）が進んで**心筋梗塞**や**脳梗塞**を起こし、突然死することもあります。

試験に出る語句

糖尿病
血糖値が高くなる病気。生活習慣とは無関係の1型と生活習慣と関係が深い2型がある。

1型糖尿病
自己免疫などが原因でインスリンが分泌されなくなるために起こる。若いときに発症することが比較的多い。

2型糖尿病
遺伝的素因と過食や運動不足などの悪い生活習慣などが重なって起こる。中高年に多い。日本人の糖尿病患者の90％以上が2型。

キーワード

血糖値
血液中のグルコース（ブドウ糖）の濃度。

メモ

「糖尿病」という名称
かつて尿に糖が出る病気があることが発見され、糖尿病という名称がついた。医学の発展により、本質は尿糖ではなく血糖値であることが判明したが、名称はそのまま残っている。

● 糖尿病は「尿に糖が出る病気」ではない ●

糖尿病は血糖値が高くなる病気。「尿に糖が出る病気」として発見されたため糖尿病という名前がついたが、尿糖だけでは診断できない。

糖尿病

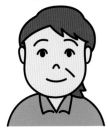

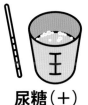

尿糖（＋）

尿糖の陽性で糖尿病が発見されることがある。

糖尿病

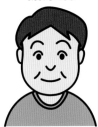

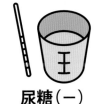

尿糖（－）

糖尿病患者でも尿糖が陰性になることがある。

健康

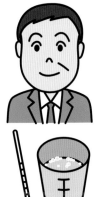

尿糖（＋）

健康な人でも尿糖が陽性になる人がいる。

● 1型糖尿病と2型糖尿病 ●

糖尿病には、生活習慣とは無関係で若年者に多い1型糖尿病と、悪い生活習慣と関係が深く中高年以降に多い2型糖尿病がある。

1型糖尿病

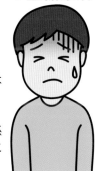

・生活習慣病とは
　無関係
・若年層に多い
・自己免疫が関係
　して発症するこ
　とが多い

2型糖尿病

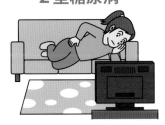

・家で動かず食べてばかりなど、過食や
　運動不足などの悪い生活習慣などが要因
・中高年以降に多い

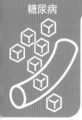

糖の消化と吸収

ポイント

▶ 糖とは糖質のことで、炭水化物から食物繊維を除いたもの
▶ 人体がエネルギーとして最も利用しやすいのがグルコースである
▶ 食事をして糖が吸収されると血糖値が上がる

炭水化物、糖質、糖、糖類とは何か

　「糖」は「糖質」ともいいます。炭水化物と同じ意味で使われることがありますが、栄養学的には炭水化物のうち消化できない食物繊維を除いたものを「糖質」と呼ぶのが一般的です。また単に「糖」または「糖類」という場合は、砂糖やグルコース（ブドウ糖）、フルクトース（果糖）など、食べるとすぐに甘さを感じるような分子の小さい糖質を指すこともあります。

　糖質のうち基本的な分子構造が1個だけのものを単糖類、2個つながったものを二糖類、たくさんつながったものを多糖類といいます。単糖類にはグルコース、フルクトース、ガラクトースなどが、二糖類にはスクロース（ショ糖）、ラクトース（乳糖）などが、多糖類にはデンプン、グリコーゲンなどがあります。

食べた糖質は単糖類にして吸収する

　食べものとして摂取した糖質は、唾液や膵液などに含まれる消化酵素によって分解され、最終的に単糖類にされてから小腸で吸収されます。人体にとって最も利用しやすい糖質はグルコースで、フルクトースやガラクトースなどほかの単糖類の一部はグルコースや代謝できる物質に変換されます（変換されない単糖類もある）。

　小腸で糖が吸収されると血糖値が上がります。血中のグルコースは活動のエネルギー源として全身に送り届けられ、余分な糖はたくさんつなげてグリコーゲンにしたり、中性脂肪に変換したりして貯蔵します。

試験に出る語句

糖質
炭水化物と同義語とされることがあるが、栄養学的には炭水化物から消化できない食物繊維を除いたものを指す。グルコースなどの単糖類、ショ糖などの二糖類、デンプンなどの多糖類がある。

グルコース
ブドウ糖のこと。人体にとってエネルギー源として最も利用しやすい物質。単糖類。

スクロース
日常生活でよく使う砂糖のこと。ショ糖ともいう。グルコースとフルクトースが結合した二糖類。

キーワード

単糖類
糖の分子が1個だけのもの。グルコース、フルクトースなどがある。

二糖類
糖の分子が2個つながったもの。スクロースなどがある。

多糖類
糖の分子がたくさんつながったもの。デンプンやグリコーゲンがある。

糖質とは何か

一般に糖質とは、炭水化物のうち人が消化できない食物繊維を除いたものを指す。

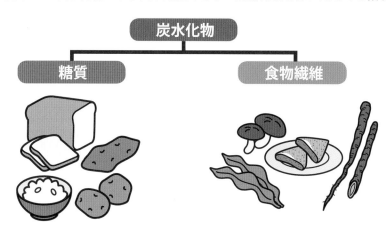

炭水化物

糖質 / **食物繊維**

砂糖、デンプンなど人が消化できる炭水化物
ご飯、パン、イモ類などに含まれる。

人が消化できない多糖類が多い
野菜や果物、海藻、こんにゃくなどに含まれる。

単糖類・二糖類・多糖類

糖の基本的構造が1個だけのものを単糖類という。つながっている個数によって二糖類、多糖類などと呼ぶ。単糖類が3〜20個程度つながったものはオリゴ糖と呼ばれる。

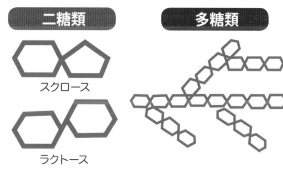

単糖類	二糖類	多糖類
グルコース	スクロース	
フルクトース	ラクトース	

糖の基本的構造が1個だけのもの。糖質は単糖類にまで分解されて吸収される。

糖の基本的構造が2個つながったもの。スクロースは砂糖のこと。

糖の基本的構造がたくさんつながったもの。デンプンやグリコーゲンなどがある。

31

糖尿病

糖代謝のしくみと血糖値の変動

ポイント

▶ 吸収した糖を細胞に取り込み、燃焼してエネルギーを得る
▶ 血糖値は食後に上がり、利用されると下がっていく
▶ 生命活動に必要な血糖は、常に一定範囲に維持されている

糖は全身の細胞に取り込まれて代謝される

　小腸で吸収された糖は血管に入り、活動のエネルギー源として全身の細胞に送り届けられます。細胞は**グルコース**を取り込むと解糖系とTCA回路（P.16参照）で代謝し、取り出したエネルギーで活動しています。細胞の活動とは、人間のありとあらゆる営みそのもの。たとえば心筋や骨格筋、消化管壁の平滑筋が収縮することや、消化液をつくること、たんぱく質を合成すること、ものを見たり聞いたり、考えたりするときに神経細胞が情報を伝達することなど、すべての生命活動にはエネルギーが必要なのです。したがって、生きるためには血糖値が、常にある一定の範囲に維持されていなければなりません。

食事をすると血糖値が上がり、糖を使うと下がる

　食事をして糖が吸収されれば血糖値は上昇し、全身の細胞が糖を次々に利用すれば血糖値は下がっていきます。しかしそのしくみだけでは、長時間食べられないときに血糖値が下がりすぎてしまいます。もし極端な低血糖に陥ってしまったら、元気が出ないどころか昏睡状態を引き起こす可能性もあります。そこでからだには、血糖値が下がると肝臓などに貯蔵してあるグリコーゲンを分解してグルコースを血中に送り出すしくみが備わっています（P.34参照）。

　また、食後に血糖値が上がってきたとき、すぐに使わない分は肝臓や筋肉の細胞に取り込み、グリコーゲンの形にして貯蔵します。また、一部は脂肪細胞に取り込んで、脂質に変換して蓄えておきます。

● 糖の吸収と代謝 ●

食べた糖質は消化管の中で消化され、単糖類になって吸収される。血管内に吸収された糖は細胞に取り込まれて燃焼され、一部は肝臓や筋肉、脂肪組織に取り込まれて貯蔵される。

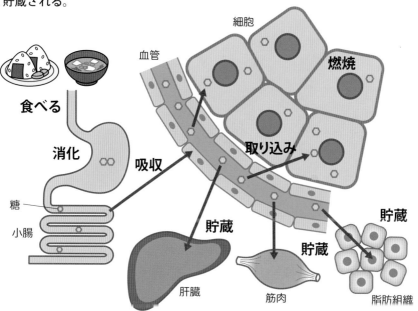

● 1日の血糖値の変化 ●

食事をして糖が吸収されると血糖値が上がる。糖が燃焼するために細胞に取り込まれ、貯蔵するために肝臓や筋肉などに取り込まれると血糖値が下がる。空腹時には肝臓から糖が放出されるので、血糖値が下がりすぎることはない。

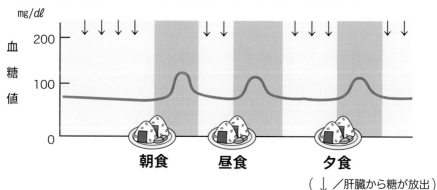

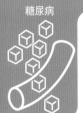

糖尿病

血糖値コントロール①

血糖値を上げるもの

 ポイント

▶ 血糖値が下がると空腹感が生じ、食べると血糖値が上がる

▶ 食べられないときは肝臓から糖を放出する

▶ グルカゴン、カテコールアミンなどが血糖値を上げる

食べられないときも血糖値を維持するしくみ

血糖値が下がると空腹感が生じます。空腹感は、血糖値が下がったことを感知した脳の視床下部にある摂食中枢が起こします。空腹感を感じると人は「食べる」という行動を起こし、何か食べれば血糖値が上がります。

ただ、血糖値が上がるのは食べものを食べたときだけではありません。私たちのからだには血糖値が下がりすぎないようにするしくみが備わっています。それは、長時間食事がとれないときや睡眠中でも、脳の細胞が活動するためのエネルギー源を絶えず供給する必要があるからです。このしくみがなかったら、何らかの事情で食事を抜いたとき、ひどい低血糖に陥って脳細胞が死んでしまうでしょう。血糖値を上げるはたらきをするホルモンは、**グルカゴン、カテコールアミン、コルチゾール、成長ホルモン**などです。

ホルモンが肝臓から糖を放出させる

グルカゴンは膵臓の**ランゲルハンス島**（P.38参照）のα細胞から、カテコールアミンは**交感神経**や**副腎髄質**から、コルチゾールは**副腎皮質**から、成長ホルモンは**脳下垂体**から分泌されます。これらのホルモンは血糖値の低下を感知した**視床下部**から交感神経を介して分泌が促され、肝臓に貯蔵されている**グリコーゲン**を分解して**グルコース**を血中に放出させ（**グリコゲノリシス：グリコーゲン分解**という）、血糖値を上げます。また交感神経は、ストレスを感じたり興奮したりしたときにも刺激され、膵臓のグルカゴンや副腎髄質のカテコールアミンの分泌を促し、血糖値を上げます。

 試験に出る語句

グルカゴン
膵臓のランゲルハンス島のα細胞から分泌される。肝臓でのブドウ糖産生（糖新生／グルカゴンの作用により、肝臓で糖質以外からグルコースを生合成すること）を促して血糖値を上げる。

カテコールアミン
交感神経や副腎髄質から分泌され、グルカゴンを分泌させ、肝臓での糖新生を促す。

コルチゾール
副腎皮質から分泌されるホルモンで、血糖値を上げる作用がある。

成長ホルモン
脳下垂体から分泌され、成長を促す作用をもつが、血糖値を上げる作用ももつ。

● 空腹感が生じるしくみ ●

血糖値が下がると、その情報をキャッチした視床下部の摂食中枢が空腹感を起こす。また血糖値の低下で脂肪が分解されると血中の遊離脂肪酸濃度が上がり、これも摂食中枢を刺激して空腹感を起こす。

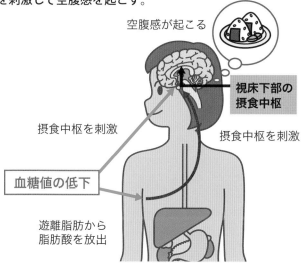

空腹感が起こる

視床下部の
摂食中枢

摂食中枢を刺激

摂食中枢を刺激

血糖値の低下

遊離脂肪から
脂肪酸を放出

● 血糖値を上げるはたらきがあるホルモン ●

膵臓のランゲルハンス島のグルカゴン、交感神経や副腎髄質のカテコールアミン、副腎皮質のコルチゾール、脳下垂体の成長ホルモンは、肝臓に貯蔵されているグリコーゲンを分解して（グリコゲノリシス）、グルコースを血中に放出させて血糖値を上げる。

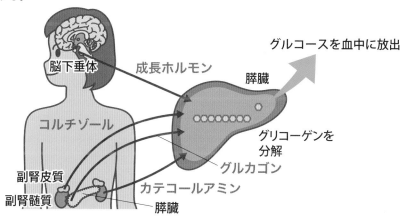

グルコースを血中に放出

脳下垂体　成長ホルモン

膵臓

コルチゾール

グリコーゲンを
分解

副腎皮質

グルカゴン

副腎髄質

カテコールアミン

膵臓

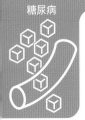

糖尿病

血糖値を下げるもの

ポイント

▶ 血糖値が上がるとインスリンが分泌されて血糖値を下げる
▶ 運動をすると血中の糖が利用されて血糖値が下がる
▶ 正常では昏睡状態に陥るほどの低血糖にはならない

血糖値を下げるホルモン、インスリン

食べものを食べて血糖値が上がってくると、膵臓のランゲルハンス島（P.38参照）のβ細胞から出るインスリン（P.40参照）の分泌が増えます。インスリンは血液に入り、特に全身の筋肉と脂肪組織の細胞に「糖を取り込んで！」とメッセージを伝えます。そして細胞が血中の糖を取り込むと、血糖値が下がります。

糖は全身の細胞が活動するためのエネルギー源として常に利用されていますが、血糖値が上がって余分が出たときは、貯蔵用の形に変換して蓄えておくのです。これは、原始時代の人間や動物など、好きなときに食べものを入手できる保証がない生物にとって大切なしくみです。

運動は血糖値を下げる

血糖値を上げるホルモン（P.34参照）はいくつもありますが、血糖値を下げるホルモンはインスリンだけです。しかし、ホルモンの作用以外にも血糖値を下げる方法があります。それは運動です。運動をすると糖がエネルギー源として利用され、血糖値が下がります。ただし運動時には血糖だけでなく、筋肉に蓄えてあるグリコーゲンや血中に放出される遊離脂肪酸も利用されています。

血糖値は極端に下がるのも困ります。ひどい場合は昏睡状態に陥ることもあるからです。しかし、健康な人なら前項の血糖値を上げるホルモンとインスリンがバランスをとりながら血糖値を一定レベルにコントロールしてくれるので、極端な低血糖になることはほとんどありません。

試験に出る語句

血糖値
血中のグルコースの濃度の値。
インスリン
膵臓のランゲルハンス島のβ細胞から分泌されるホルモン。血糖値を下げる作用がある。

メモ

低血糖
血糖値が下がりすぎた状態。健康でも、長時間食事をしないでいると血糖値が下がり、空腹感や集中力の低下などの症状が現れるが、通常は血糖値を上げるしくみがはたらくので、意識障害に陥るほどの低血糖になることは、ほぼない。

● 血糖値が上がるとインスリンの分泌が増える ●

食べたものが消化・吸収されると血糖値が上がってくる。これを感知すると膵臓のランゲルハンス島 β 細胞からのインスリンの分泌が増え、血糖値が下がる。

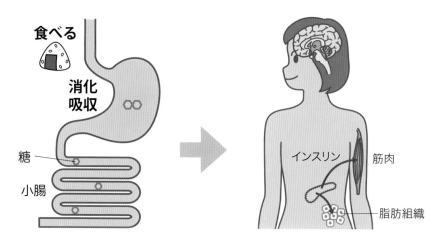

食べた糖質が消化・吸収されると血糖値が上がる。

膵臓からのインスリンの分泌が増え、血中のグルコースが筋肉や脂肪組織に取り込まれて血糖値が下がる。

● 運動をすると血糖値が下がる ●

運動をすると糖が消費されて血糖値が下がる。糖尿病による高血糖に対しては運動療法も効果的である。

運動のエネルギー源

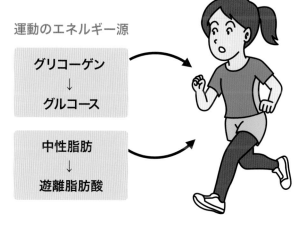

| グリコーゲン |
| ↓ |
| グルコース |

| 中性脂肪 |
| ↓ |
| 遊離脂肪酸 |

運動をすると、血中の糖も消費されて血糖値が下がる。ただし、下がりすぎないように、肝臓から糖の放出が起こり、血糖値は一定以上に維持される。

※糖尿病で血糖値が上がりすぎる傾向がある人は、運動による血糖値コントロールも効果的。

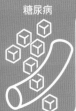

糖尿病

血糖値にかかわる膵臓の構造と役割

- ▶ 膵臓のランゲルハンス島からインスリンなどが分泌される
- ▶ ランゲルハンス島は膵臓の小葉の中に島のように点在する
- ▶ α細胞からはグルカゴン、β細胞からはインスリンが出る

腺房とランゲルハンス島が詰まっている膵臓の小葉

　血糖値をコントロールするホルモンである**グルカゴン**と**インスリン**は、膵臓の**ランゲルハンス島**という組織から分泌されています。

　膵臓は胃の裏側にある細長い臓器で、からだの左のほうにのびる尖った部分を**膵尾部**、十二指腸に抱えられるように位置する右側の部分を**膵頭部**、真ん中の部分を**膵体部**といいます。膵臓の中には**膵液**を集めて十二指腸に注ぎ込む**主膵管**が通っていて、その周囲には**小葉**と呼ばれる1～10mmのユニットがぎっしりつまっています。小葉には、膵液をつくる**腺房**という組織とランゲルハンス島があります。ランゲルハンス島という名前は、腺房の中に点在する様子が島のように見えることからつけられたものです。

ランゲルハンス島は内分泌細胞のあつまり

　ランゲルハンス島には、α細胞、β細胞などのいくつかの種類の細胞があり、グルカゴンはα細胞から、インスリンはβ細胞から分泌されています。

　膵臓の腺房は膵液をつくる組織で、できた膵液は腺房からのびる**膵管**を通って十二指腸に注がれます。このように分泌物が管を通って出るしくみを**外分泌**（P.152参照）といいます。一方のランゲルハンス島には膵管のような管はなく、細胞から分泌されたホルモンはその周囲を取り巻く血管に入り、全身へと送り出されます。このように分泌物が血管に入って標的となる細胞に送り届けられるしくみを**内分泌**（P.152参照）といいます。

試験に出る語句

ランゲルハンス島
膵臓の小葉の中に島のように点在する内分泌細胞のあつまり。α細胞、β細胞などの細胞がある。

ランゲルハンス島のα細胞
グルカゴンを分泌する。

ランゲルハンス島のβ細胞
インスリンを分泌する。

キーワード

腺房
膵液をつくる組織。膵液は腺房から続く膵管によって集められ、膵頭部につく十二指腸に注ぎ込まれる。

メモ

ランゲルハンス島の細胞
ランゲルハンス島にはα細胞、β細胞のほか、グルカゴンやインスリンの分泌を抑制するソマトスタチンを分泌するδ細胞、消化酵素を調節するポリペプチドを分泌するPP細胞がある。

● 膵臓の構造とランゲルハンス島 ●

膵臓は胃の裏側にある細長い臓器。断面を見るとたくさんの小葉が集まっているのがみえる。小葉の中には腺房があり、その間にランゲルハンス島が点在している。ランゲルハンス島のα細胞からはグルカゴン、β細胞からはインスリンが分泌される。

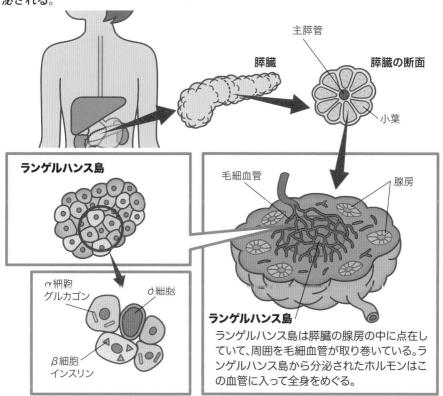

主膵管

膵臓

膵臓の断面

小葉

ランゲルハンス島

毛細血管

腺房

α細胞
グルカゴン

δ細胞

β細胞
インスリン

ランゲルハンス島
ランゲルハンス島は膵臓の腺房の中に点在していて、周囲を毛細血管が取り巻いている。ランゲルハンス島から分泌されたホルモンはこの血管に入って全身をめぐる。

運動習慣は膵臓を守る

　膵臓の重要な仕事のひとつは、血糖値を下げるインスリンを分泌（P.40 参照）することです。運動不足はインスリンの効きを悪くし（P.42 参照）、効きが悪い分を量で補おうとするため膵臓に負担がかかることになります。1 日中座りっぱなしの生活を続けていたら、食事などで上がった血糖値を下げる仕事を、膵臓だけが担わなければならなくなります。適度な運動をする習慣をもつことは、膵臓の負担を軽くし、膵臓を守ることにつながるのです。

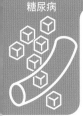

糖尿病

インスリンのはたらき

 ポイント
▶ 筋肉細胞と脂肪細胞に糖を取り込ませる
▶ 肝臓にグリコーゲン合成などを促す
▶ インスリンの分泌は基礎分泌と追加分泌で調節されている

糖を取り込む「ゲート」を開かせる

　インスリンは血糖値が上がると分泌が促され、血流に乗って全身を回ります。ほとんどの細胞の膜にはインスリンの受容体（じゅようたい）があり、そこにインスリンが結合すると細胞内でさまざまな反応が起こり、血糖値が下がります。

　細胞は糖輸送担体（とうゆそうたんたい）（GLUT）と呼ばれる糖を取り込む装置をもっています。GLUTにはいくつかのタイプがありますが、筋肉と脂肪組織の細胞がもつGLUT4は、インスリンの作用によって細胞膜上に現れ、そこから糖を取り込むしくみになっています。つまりインスリンは、筋肉や脂肪組織の細胞の「呼び鈴」を押して「糖を取り込んで貯蔵せよ！」と指示することで血糖値を下げるのです。

　肝臓に対して、インスリンは、取り込んだ糖のグリコーゲンへの合成や脂質の合成を促すとともに、グリコーゲンの分解を抑制して、血糖値を下げます。

基礎分泌＋血糖値上昇時の追加分泌

　インスリンは、血糖値が上がったときだけ分泌されるわけではありません。インスリンと血糖値を上げるホルモンは常に少しずつ分泌されていて、相互にバランスを取りながら血糖値を一定の範囲内（70〜140mg/dℓ）に保っています。このようにインスリンが常に分泌され続けていることを基礎分泌（きそぶんぴつ）といいます。一方、食事をして血糖値が上がるとそれに反応してインスリンの分泌量が増えます。このように血糖値の上昇にあわせて増える分泌を追加分泌（ついかぶんぴつ）といいます。追加分泌のピークは食後30〜60分頃です。

 試験に出る語句

糖輸送担体
細胞膜に出現するグルコースを取り込むための「ゲート」のようなもの。グルコース輸送体ともいう。GLUTと表記され、少なくとも11種類がある。

GLUT4
糖輸送担体のうち筋細胞と脂肪細胞がもつもの。インスリンの作用で細胞膜上に発現し、グルコースを取り込む。

 キーワード

GLUT
glucose transporterの略。グルットと読む。

メモ

GLUT2とGLUT4
糖輸送担体（GLUT）には少なくとも1〜11の種類があるが、糖尿病の理解に重要なのは2と4である。GLUT4は筋細胞と脂肪細胞がもち、インスリンの作用で発現する。ランゲルハンス島や肝臓にはGLUT2があり、インスリンの作用とは無関係に糖を取り込む。

● インスリンが血糖値を下げるしくみ ●

食べたものが消化・吸収されると、血糖値が上がってくる。これを感知すると膵臓のランゲルハンス島 β 細胞からのインスリンの分泌が増え、血糖値が下がる。

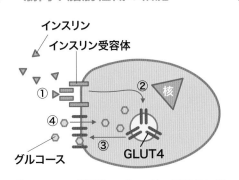

── 筋肉や脂肪組織の細胞 ──

インスリン
インスリン受容体
① ② 核
④
グルコース
③ GLUT4

①インスリンが細胞のインスリン受容体に結合し、②細胞内のGLUT4のプールに作用して③GLUT4を細胞膜上に発現させる。④細胞膜上のGLUT4を通ってグルコースが細胞内に取り込まれ、血糖値が下がる。

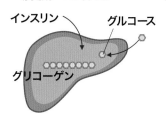

── 肝臓への作用 ──

インスリン　グルコース
グリコーゲン

・グリコーゲンの合成促進
・脂肪の合成促進
・糖新生を抑制
　↓
血糖値（P.68参照）が下がる。
※肝臓の細胞は、インスリンの作用がなくてもグルコースを取り込む。

● インスリンの基礎分泌と追加分泌 ●

インスリンは血糖値が上がったときだけ分泌されるのではない。基礎分泌と追加分泌によって血糖値をコントロールしている。

インスリンの分泌量	食間　朝食	食間　昼食	食間　夕食　食間

追加分泌

基礎分泌

インスリンは血糖値が上がってきていないときにも分泌されている（基礎分泌）。食事などで血糖値が上がってくると、それに反応して追加分泌が起こる。

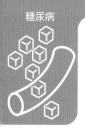

インスリン抵抗性とは

ポイント
- ▶ インスリンが効きにくい状態を指す
- ▶ 食べすぎや運動不足はインスリン抵抗性を高める
- ▶ 内臓脂肪からはインスリン抵抗性を高める悪玉物質が出る

肥満がインスリンの効きを悪くする

インスリン抵抗性とはインスリンが効きにくくなった状態のことです。インスリン抵抗性が高いと、インスリンが細胞に「糖を取り込んで！」と懸命に呼びかけてもなかなか反応せず、いつまでも血糖値が下がりません。これが糖尿病が発症するメカニズムのひとつと考えられています。

インスリン抵抗性が高まる要因として大きいのは、肥満です。食べすぎと運動不足で余った糖は、脂肪に変換されて脂肪細胞にたまるため、脂肪細胞はどんどん大きくなります。そしてこの脂肪細胞からはある種の生理活性物質が分泌されていて、その中のいくつかがインスリン抵抗性を高めることがわかってきました。

内臓脂肪から出る生理活性物質が悪さをする

脂肪細胞から出る生理活性物質はアディポカインと呼ばれていて、人体にとってありがたい善玉と、困ったはたらきをする悪玉があります。善玉には、食欲を抑えるレプチンや、動脈硬化を抑えるなどのはたらきをするアディポネクチンがあります。一方の悪玉には、細胞のインスリン抵抗性を高めたり、血管壁に炎症を起こしたりするTNF-αや、血圧を上げる物質に変わるアンジオテンシノーゲンなどがあり、ほかにもインスリン抵抗性を高める物質がいくつかあります。これらの悪玉アディポカインは、体脂肪の中でも内臓脂肪から多く分泌されます。そのため中高年以降に多い内臓脂肪型肥満の人は、糖尿病を発症するリスクが高くなるのです。

 試験に出る語句

インスリン抵抗性
インスリンが効きにくくなった状態のこと。インスリンがはたらきかけても細胞がなかなか反応せず、血糖値が下がらない。

アディポカイン
脂肪細胞から出る物質で、善玉と悪玉に分けることができる。

 キーワード

アンジオテンシノーゲン
腎臓からのレニンによりアンジオテンシンⅠとなり、それが、酵素によって、血圧を上げる作用があるアンジオテンシンⅡに変わる。

内臓脂肪
内臓のまわりにつく脂肪。これが増えると腹囲が太るリンゴ型肥満になる。これに対して皮下につく脂肪を皮下脂肪といい、これが増えると洋ナシ型肥満の体型になる。生活習慣病は内臓脂肪と関係が深い。

● インスリン抵抗性が高まった状態とは ●

インスリン抵抗性とは、インスリンが効きにくくなった状態のことである。

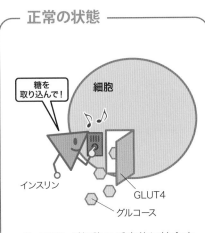

— 正常の状態 —

インスリンが細胞の受容体に結合するとGLUT4が開き、グルコースが取り込まれる＝血糖値が下がる。

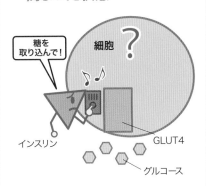

— インスリン抵抗性が 高まった状態 —

インスリンが細胞の受容体に結合してもGLUT4が開きにくい。グルコースは取り込まれにくく、血糖値は下がりにくい。

● 内臓脂肪がインスリン抵抗性を高める ●

脂肪から出る生理活性物質（アディポカイン）には善玉と悪玉がある。インスリン抵抗性を高める悪玉の物質は、特に内臓脂肪から多く出る。

内臓脂肪型肥満

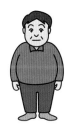
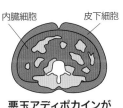

悪玉アディポカインが多く出る

皮下脂肪型肥満

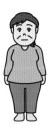
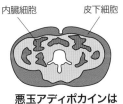

悪玉アディポカインは少ない

内臓脂肪から出る生理活性物質（アディポカイン）のいくつかがインスリン抵抗性を高める。

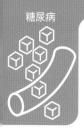

1型糖尿病とは

ポイント
- ▶ 生活習慣とは無関係で、発症は若年層に多いが、高齢でも発症することがある
- ▶ 主に自己免疫により β 細胞が壊されるのが原因であると考えられている

インスリンを分泌する細胞が壊れてしまう

1型糖尿病（いちがたとうにょうびょう）は、膵臓のランゲルハンス島でインスリンを分泌する β 細胞が何らかの原因で壊れてしまうことで起こる糖尿病です。食べすぎや運動不足などの悪い生活習慣とは無関係で、思春期頃までに発症することが多いのが特徴です。日本では1型糖尿病の患者は少なく、全糖尿病患者の10％以下であるといわれています。

1型糖尿病は、免疫機能に異常が起きて自分の膵臓の β 細胞を攻撃してしまうのが主な原因であると考えられています。このような病気を自己免疫疾患（じこめんえきしっかん）といいます。また、検査をしても自己抗体（P.172参照）が見つからない特発性（とくはつせい）（P.166参照）1型糖尿病（いちがたとうにょうびょう）もあります。

インスリンの注射が欠かせない

膵臓の β 細胞の80～90％が壊れると、高血糖状態が続き、多尿、口渇・多飲といった特有の症状が現れます（P.48参照）。糖を利用することができないため、食べているのに痩せてきます。または突然、異常な高血糖による意識障害が現れることがあります（P.54参照）。

膵臓からインスリンを分泌することができないため投与しなければなりませんが、インスリンはアミノ酸が結合したペプチドで、内服すると胃で分解されてしまうため、毎日決められたタイミングの皮下注射が必要になります（P.76参照）。血糖値をうまくコントロールできれば、健康な人と同じように生活できますし、インスリンを打ちながら活躍しているトップアスリートも、たくさんいます。

試験に出る語句

1型糖尿病
膵臓のランゲルハンス島の β 細胞が壊れてインスリンが分泌されなくなる病気。生活習慣とは無関係で若年層に多いが、高齢でも発症する。

キーワード

自己免疫疾患
本来、外敵を攻撃するはずの免疫が、自分自身の組織を攻撃してしまうことで起こる病気。1型糖尿病も主に自己免疫が原因であると考えられている。

口渇
のどが乾き、水を飲みたくなること。尿崩症や糖尿病では異常な口渇が特徴的な症状。

多飲
異常に水を飲むこと。尿崩症などによる口渇が多飲を引き起こすほか、ストレスなど心理的な要因で過剰に水分を飲むことがある。

● 1型糖尿病の特徴 ●

1型糖尿病は食べすぎや運動不足などの生活習慣とは関係ない。日本人の場合、全糖尿病患者の10％以下である。

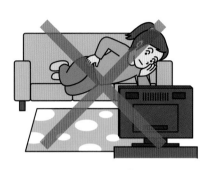

生活習慣とは無関係

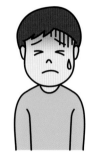

**発症は若年層に多いが
高齢でも発症**

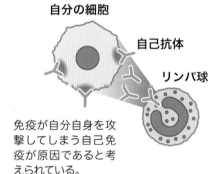

自分の細胞

自己抗体

リンパ球

免疫が自分自身を攻撃してしまう自己免疫が原因であると考えられている。

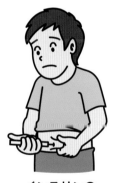

**インスリンの
自己注射が必須**

アスリート
Column

糖尿病をもちつつ第一線で活躍するアスリート

　1型糖尿病という持病をもちつつ、第一線で活躍するトップアスリート。そういう選手はサッカーや野球、フットボールなどのプロの世界にも数多くいます。運動の内容や運動量などは、種目やその選手のポジションなどによって、また試合とその前後、トレーニング期とオフ期などとで大きく異なります。そんな中で、インスリンなどの薬の選択や食事のとりかたをどうするか。選手は医師やトレーナーなどとともに、ベストパフォーマンスのため、日々努力しています。

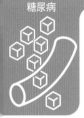

2型糖尿病とは

ポイント

▶ 遺伝的素因に悪い生活習慣が重なって発症する
▶ 症状が現れにくいため発見が遅れることもある
▶ 食事と運動、あるいは薬で血糖をコントロールする

遺伝的素因と生活習慣が発症にかかわっている

　2型糖尿病は、遺伝的素因と、食べすぎや運動不足といった悪い生活習慣、ストレス、加齢などが原因で発症します。したがって、中高年に多い病気ですが、最近では若年層の発症も増えています。日本人の場合、全糖尿病患者の90％以上が2型糖尿病です。

　遺伝的素因とは、インスリンの分泌や細胞のインスリンに対する感受性に関する遺伝子のどれか、または複数に問題がある性質のことです。家族に2型糖尿病の患者がいる人は、この遺伝的素因をもっている可能性があります。

　食べすぎや運動不足は**インスリン抵抗性**（P.42参照）を高めます。食べすぎは高血糖をまねき、またストレスが血糖値を上げます。このような悪い生活習慣を背景に、2型糖尿病は徐々に発症し、進行していきます。

症状が現れにくく発見しにくい

　2型糖尿病は、徐々に進行するため症状が現れにくいという困った特徴があります。そのため知らない間に悪化していて、重大な**合併症**（P.54〜63参照）を引き起こしてから初めて知るといったケースもあります。

　2型糖尿病の場合、インスリンはある程度分泌し続けるので、食事や運動、または血糖を下げる薬を使って血糖値をコントロールすれば、健康な人と変わりない生活を送ることもできます。一方で血糖値のコントロールがうまくいかないと、徐々に合併症が進行し、生活の質が著しく損なわれてしまうことになります。

試験に出る語句

2型糖尿病
遺伝的素因と過食や運動不足といった悪い生活習慣、ストレスや加齢などが重なって発症する糖尿病。中高年者に多いが、若年層の発症も増えている。

遺伝的素因
ある病気の発症に遺伝子の問題がかかわっていること。家族にその病気の患者がいる場合、遺伝的素因をもっている可能性がある。

メモ

ストレスによる高血糖
ストレス時は交感神経がはたらく。交感神経はストレスに対して逃走、あるいは闘争に備えるため、エネルギー源となる糖を肝臓から放出させて血糖値を上げる。また、慢性のストレスにより血糖値を上昇させる副腎皮質ホルモン（コルチゾール）も分泌される。

● 2型糖尿病の発症要因 ●

2型糖尿病は、遺伝的素因に悪い生活習慣やストレスなどが重なって発症する。したがって中高年以降に発症することが多い。

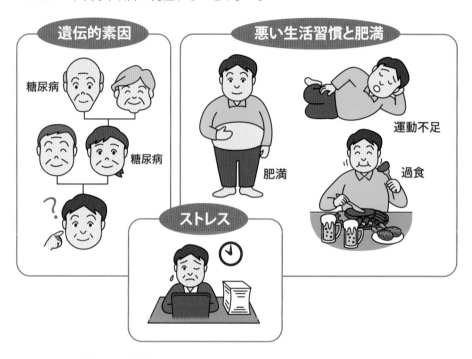

● 2型糖尿病は症状が現れにくい ●

2型糖尿病は、初期段階では無症状のことも多い。知らない間に進行していて、合併症を起こして初めて気づくこともある。合併症が起こると生活の質が著しく低下する。

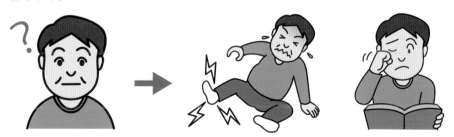

初期では無症状の
ことが多い

進行して、神経障害や網膜症などの合併症を起こして、初めて気づくことも。

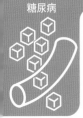

糖尿病

糖尿病の症状

ポイント

▶ 初期の段階では無症状のことが多い
▶ 著しい高血糖では多尿・口渇・多飲や、体重減少が認められる
▶ 進行すると深刻な合併症が起きてくる

血糖値が少し高いだけでは無症状も

　血糖値が少し高くなっただけではほぼ無症状なので、糖尿病があっても気づかないことが少なくありません。しかし血糖値が高すぎる状態が続くと、多尿・口渇・多飲といった特徴的な症状や体重減少が現れるようになります。血糖値が高すぎると尿に糖が漏れ出し、尿の浸透圧が高くなります。すると腎臓で尿をつくるプロセスで水が引っ張り出されて尿量が増えます（多尿）。たくさんの水分が尿に出て行ってしまうため、からだが脱水にかたむき、異常に喉が渇き（口渇）、たくさん水分を飲む（多飲）ようになるのです。この口渇と多飲は、「コップを置いたらすぐにまた飲みたくなるほど」と表現されることがあります。

合併症を起こすと深刻な症状が現れる

　「糖尿病は太った人の病気」というイメージがあるかもしれませんが、日本人では、痩せ型の人でも発症します。また、著しい高血糖では、食べているのに痩せてくることがあります。インスリンが効かなくなって血糖を利用できず、脂肪が壊されるためです。さらに進行するとさまざまな合併症が起きてきます。失明の可能性もある網膜症（P.56参照）、けがをしても痛みを感じないなどの神経障害（P.56参照）、腎不全で透析治療が必要になる腎症（P.58参照）は細小血管症と呼ばれます。また全身の血管に動脈硬化が進行し、大血管障害と呼ばれる心筋梗塞や脳梗塞などを引き起こすこともあります（P.60参照）。免疫機能が低下し、さまざまな感染症にかかりやすくなる（P.62参照）のも、糖尿病の特徴です。

試験に出る語句

糖尿病の三大合併症
糖尿病が進行して起こる慢性合併症で、網膜症、神経障害、腎症のこと。著しく生活の質を低下させる。

● 糖尿病の特徴的な症状 ●

糖尿病は初期段階では無症状のことが多いが、多尿・口渇・多飲などの特徴的な症状が現れることがある。

多尿・口渇・多飲

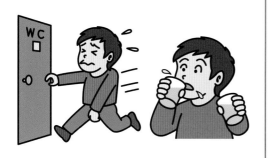

尿量が増えて頻繁にトイレに行きたくなる。異常に喉が渇き、大量に水を飲む。

体重減少

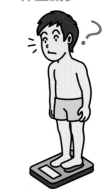

食べているのに痩せてくる。

● 糖尿病の合併症 ●

糖尿病は進行すると重大な合併症を引き起こす。生活の質を著しく低下させるだけでなく、命にかかわるものもある。

細小血管症

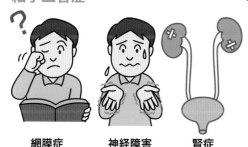

網膜症　　神経障害　　腎症

網膜症になると失明することがある。神経障害では痛みを感じなくなったりしびれたりする。腎症が進行すると透析治療が必要になる。

大血管障害

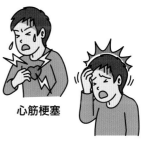

心筋梗塞

脳梗塞

動脈硬化が進み、命にかかわる病気が発症する。

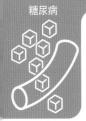

糖尿病

糖尿病の検査

ポイント
▶ 血糖値の検査には随時血糖値と空腹時血糖値がある
▶ HbA1cは最近1〜2か月の血糖値の平均値を反映する
▶ 診断には糖を飲んで血糖値の変化をみる糖負荷試験を行うことがある

血糖値の検査では採血時の状態がわかる

　糖尿病の検査には、血糖値、血糖値の変化、慢性的に高血糖状態かをみるもの、などがあります。

　基本的なものは、採血して血糖値を測る検査です。たまたま病院に来たときに測ったものを随時血糖値といいます。この数値は検査前にとった飲食物に影響を受けますが、一定以上の数値（200mg/dℓ以上）が出た場合は、糖尿病の可能性が高いと診断されます。

　検査前日の夕食のあと、摂取は水だけにして、空腹状態で測るのが空腹時血糖値です。空腹時126mg/dℓ以上だと、糖尿病である可能性は高いと診断されます。

高血糖状態が続いていたかどうかを調べる検査

　上記の血糖値の検査は、採血したときの状態はわかりますが、高血糖状態が続いているのかどうかはわかりません。そこで行われるのがHbA1c（糖化ヘモグロビン）の検査です。HbA1cは、赤血球の**ヘモグロビン**と**グルコース**が結合したもので、高血糖状態が続くとヘモグロビンの中に糖と結合するものが出てくることから、HbA1cの数値が高い場合は、最近の1〜2か月間、血糖値が高い状態が続いていたと推測できるのです。

　ほかの検査で糖尿病が疑わしい場合などには、グルコースを飲んで、その後の血糖値の変化を調べる**ブドウ糖負荷試験**を行います。2型糖尿病の初期の場合、空腹時血糖は正常で、食後だけ高血糖になる場合も多いので、糖を負荷することで食後の血糖値の異常を調べる必要があるのです。

試験に出る語句

随時血糖値
検査前の飲食にかかわらず調べた血糖値。直前に食事をしていた場合は高めになるが、正常なら極端な高血糖にはならないので、参考になる。

空腹時血糖値
食後12時間程度絶食して検査するのが基本。一般に検査前日の夕食を21時頃までに食べ、その後の摂取は水だけにして、翌日の朝に採血して調べることが多い。

HbA1c
ヘモグロビン・エー・ワン・シーと読む。糖と結合したヘモグロビンの割合。最近1〜2か月間の血糖値の平均値を反映する。

ブドウ糖負荷試験
75g経口ブドウ糖負荷試験（OGTT）。空腹時血糖値を測定後、75gのグルコースに相当する液を飲み、30分、1時間、2時間後の血糖値を調べる。

メモ

尿糖の検査
尿糖の検査が糖尿病発見のきっかけになることがある。ただし健康な人が陽性だったり、糖尿病患者が陰性になったりすることがあり、糖尿病の診断には用いられない。

● HbA1c（糖化ヘモグロビン）検査 ●

赤血球の中のヘモグロビンの中にグルコースと結合しているものがどのくらいあるかを調べる検査。この数値が高い場合は高血糖状態が続いていたと推測できる。

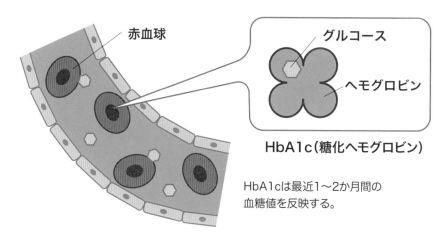

赤血球

グルコース

ヘモグロビン

HbA1c（糖化ヘモグロビン）

HbA1cは最近1～2か月間の
血糖値を反映する。

● ブドウ糖負荷試験（75g経口ブドウ糖負荷試験） ●

空腹状態で糖を負荷して、血糖値の変化を調べる。空腹時血糖値が正常でも、この検査で高い数値が出る場合は、食後に血糖値が上がりやすいタイプの糖尿病が疑われる。

糖を負荷して血糖値の変化を調べる検査

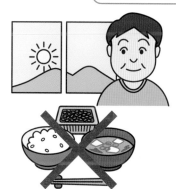

前日の夕食以降は水のみ。
朝食は食べない。

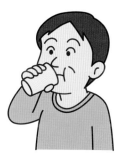

75gのグルコース相
当が溶けた液を飲む。

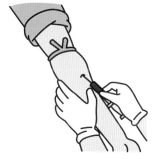

決まった時間に採血し
て血糖値を調べる。

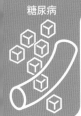

糖尿病

糖尿病の診断基準

ポイント

▶ 血糖値とHbA1cが糖尿病型かどうかで診断する
▶ できるだけ１回の通院で診断できるように設定されている
▶ 境界型だった場合は予防につとめることが大切

診断の基本的な基準は血糖値とHbA1c

　糖尿病の診断基準は日本糖尿病学会が定めています。糖尿病は、血糖値とHbA1c、さらに糖尿病でみられる症状の有無などを総合して診断されます。この診断基準の特徴は、検査のために何度も通院して診断が遅れるといったことにならないように、できるだけ１回の受診で診断できるようにしていることです。

　空腹時血糖値126mg/dℓ以上、糖負荷試験（OGTT）の２時間値200mg/dℓ以上、随時血糖値200mg/dℓ以上のいずれかに該当する場合と、HbA1c 6.5％以上だった場合を糖尿病型といいます。血糖値とHbA1cがともに糖尿病型であれば糖尿病と診断されます。

　血糖値のみが糖尿病型でHbA1cが正常だった場合、多尿・口渇・多飲、体重減少といった典型的な症状（P.48参照）や合併症の網膜症（P.56参照）がともなっていれば糖尿病と診断されます。

　いずれの血糖値も正常で、HbA1cだけが糖尿病型だった場合は、１か月以内に再検査をして判断します。

糖尿病でも正常型でもない境界型がある

　空腹時血糖値は110mg/dℓ未満、糖負荷試験の２時間値は140mg/dℓ未満が正常です。そして空腹時血糖値110以上126mg/dℓ未満と糖負荷試験２時間値140mg/dℓ以上200mg/dℓ未満の範囲を、境界型といいます。境界型は糖尿病になる危険性が高いので、医師の指導のもと生活習慣を改善し、予防につとめることが大切です。

試験に出る語句

糖尿病型
血糖値（随時血糖値、空腹時血糖値、糖負荷試験の２時間値のいずれか）やHbA1cの数値が高いことで判断する。

境界型
血糖値が、糖尿病型より低く正常より高い範囲にある場合。糖尿病になる危険性が高い。

● 日本糖尿病学会による糖尿病の診断基準 ●

糖尿病の診断は下記のようなフローチャートで行われる。

> **糖尿病型:** 血糖値(空腹時≧126mg/dℓ, OGTT＊2時間値≧200mg/dℓ、随時≧200mg/dℓのいずれか)
> HbA1c≧6.5%

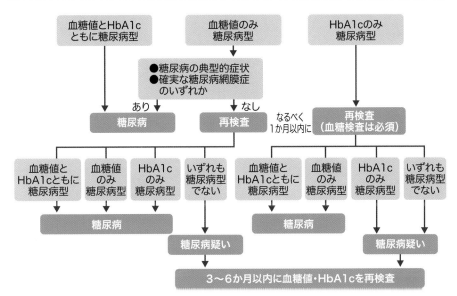

＊OGTT：75g経口ブドウ糖負荷試験
出典：「糖尿病治療ガイド2020-2021」

● 糖尿病型と正常型の間の境界型 ●

空腹時血糖値や糖負荷試験の結果が高めで境界型だった場合、糖尿病を発症しないように生活習慣を改善することが大切である。

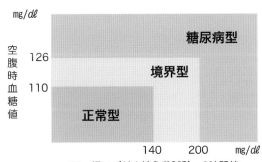

75g経口ブドウ糖負荷試験　2時間値

境界型は糖尿病ではないが、糖尿病になる危険性が高い。

出典：「糖尿病治療ガイド2020-2021」

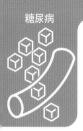

糖尿病

糖尿病の合併症① 急性合併症

ポイント

▶ 急性合併症には極端な血糖値の異常による意識障害がある

▶ 極端な高血糖では糖尿病ケトアシドーシスなどが起こる

▶ 極端な低血糖は脳に障害を残すことがある

シックデイには注意が必要

　糖尿病の**急性合併症**には、極端な**高血糖**または**低血糖**になって意識障害を起こし、ひどい場合は昏睡状態に陥るものがあります。極端な高血糖をともなう**糖尿病昏睡**には、１型糖尿病患者に多い**糖尿病ケトアシドーシス**と、２型糖尿病の高齢者に多い**高浸透圧高血糖症候群**があります。特に、**シックデイ**といって、糖尿病患者が風邪などで体調が悪くなったときに、食欲不振で食事がとれず、自分の判断でインスリンをやめたときなどに起こりやすい合併症です。

　糖尿病ケトアシドーシスは、インスリンの打ち忘れや感染などで糖が利用できず、かわりに脂質を利用するため、**代謝産物のケトン体**が増えるのが原因です。高浸透圧高血糖症候群は、感染症にり患したり、脱水症状に陥ったりしたことをきっかけに、高血糖と血液の浸透圧が上昇し、多尿となり、高度な脱水に至るものです。

極端な低血糖は脳に障害を残すことも

　極端な低血糖による**意識障害**は、**血糖降下薬**やインスリンを、誤って多く投与してしまったり、血糖値を下げる薬を投与したうえに食事がとれなかったり、運動のしすぎ、過剰な飲酒などで起こります。血糖値の低下にともなってさまざまな症状が現れ、30mg/dℓ以下で昏睡状態に陥るといわれています。糖尿病患者に意識障害が現れた場合、高血糖か低血糖かを鑑別する必要があります。低血糖では脳障害が残ることがあるため、血糖が測定できない場合でも低血糖を疑って**グルコース**を補給することを優先させます。

試験に出る語句

糖尿病昏睡
糖尿病で主に極端な高血糖になって起こる意識障害のこと。糖尿病ケトアシドーシスと高浸透圧高血糖症候群がある。低血糖による昏睡もある。

糖尿病ケトアシドーシス
インスリンの打ち忘れや感染などが原因でひどい高血糖になり、糖のかわりに脂質を利用するため代謝産物のケトン体が増え、アシドーシスとなり、意識障害が生じる。

高浸透圧高血糖症候群
感染や脱水などがきっかけで極端な高血糖と血液の浸透圧の上昇が起こる。さらに、浸透圧利尿から高度な脱水に至り、脳神経系に異常が起きて昏睡状態に陥る。

シックデイ
糖尿病にり患した人が、風邪をひくなど別の病気になって体調を崩したときを指す。いつも通りに治療や食事ができず、具合が悪くなりやすい。

メモ

アシドーシス
本来は人体は弱アルカリ性だが、何らかの原因で、酸性にかたむきやすい状態になっていること。

● 極端な高血糖によって起こる糖尿病昏睡 ●

高血糖をともなう糖尿病昏睡には、1型糖尿病患者に起こりやすい糖尿病ケトアシドーシスと、2型糖尿病の高齢者に起こりやすい高浸透圧高血糖症候群がある。

糖尿病ケトアシドーシス

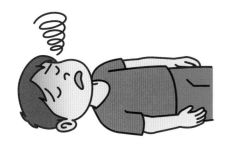

・1型糖尿病に多い
・インスリン欠乏で糖が利用できず、脂質を使うため代謝産物のケトン体が増える
・食欲不振時に自己判断でインスリンを打たなかったときなどに起こることがある

高浸透圧高血糖症候群

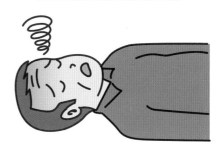

・2型糖尿病の高齢者に多い
・感染や脱水などがきっかけ
・高血糖、血液の浸透圧上昇、浸透圧利尿などから高度な脱水に至る

● 極端な低血糖で昏睡状態に至る ●

インスリンなどの薬を使ったうえに食事がとれなかった場合などに、極端な低血糖に陥り、昏睡状態になることがある。

血糖値
(mg/dl)　60　　55　　50　　45　　40　　35　　30

発汗、不安感、手指のふるえ
どうき、顔面蒼白、頻脈など

頭痛
空腹感
目のかすみ
生あくび

傾眠

昏睡

低血糖の症状
・インスリンや経口血糖降下薬を使ったのに食べられなかったとき、激しい運動のしすぎ、アルコールの飲みすぎなどのときに起こりやすい
・異常な低血糖は脳に障害を残すことがある

55

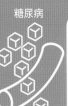

糖尿病の合併症② 神経障害、網膜症

▶ 高血糖による神経細胞の代謝異常などで神経障害が起こる
▶ 神経障害は知覚神経や自律神経などあらゆる神経に起こる
▶ 慢性的な高血糖によって網膜の血管が傷んで網膜症を起こす

痛みを感じられずけがや病気に気づかないことも

　高血糖状態が続くと、神経細胞に代謝異常が起きたり、神経系に酸素や栄養を送る血管も傷んできたりすることが原因で、神経障害が起こります。これも糖尿病性細小血管症のひとつです。全身の神経に障害が起こるので症状はさまざまです。感覚神経の障害は多くは足先から始まり、徐々に上へ、末端から中枢へと広がります。はじめはしびれや痛みを感じますが、進行すると感覚がなくなります。足の指のけがに気づかず放置した結果、組織が死んでしまう壊疽に至ることもあります。自律神経に障害が及ぶと、立ちくらみや便秘・下痢、発汗の異常などの症状が現れます。また狭心症を起こしても胸の痛みを感じず、悪化して突然、心筋梗塞を起こし、倒れてしまうこともあります。

網膜症は早期には無症状だが、失明することも

　糖尿病で血糖値が高い状態が続いていると、7～8年くらいで目の網膜に異常が起きてきます。この糖尿病網膜症も糖尿病性細小血管症のひとつです。

　網膜症は、高血糖状態が続くことで血管が傷んでくるために起こります。網膜の出血、毛細血管の瘤、毛細血管の閉塞と網膜の虚血などが生じます。進行すると網膜に異常な血管が増殖し、網膜出血したり、網膜剥離を起こしたりして、失明することがあります。ものを見るための中心部分となる網膜の黄斑部に異常が起これば、早期から自覚症状が現れますが、多くは無症状のまま進行し、気づいたときにはかなり重症になっていることも少なくありません。

● 糖尿病神経障害 ●

糖尿病発症から5年以内に現れることもある。知覚神経に障害が起これば痛みを感じないなどの感覚障害が、自律神経に障害が起これば立ちくらみや便通異常、発汗の異常、勃起障害などが起こる。

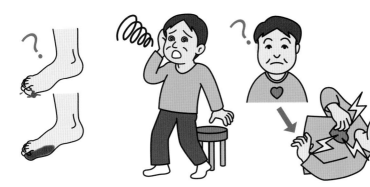

感覚障害でけがに気づかず、悪化して壊疽になる。

自律神経の障害で立ちくらみや便秘・下痢などが起こる。

狭心症や心筋梗塞の痛みを感じられず、突然死に至ることも。

● 糖尿病網膜症 ●

糖尿病発症から7～8年くらいで現れることがある。網膜の障害が広範囲か黄斑部に現れないと自覚症状は出にくい。視力の異常に気づいたときはかなり進行していることもある。

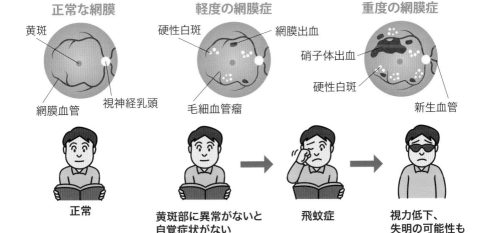

正常な網膜
黄斑
網膜血管
視神経乳頭

軽度の網膜症
硬性白斑
網膜出血
毛細血管瘤

重度の網膜症
硝子体出血
硬性白斑
新生血管

正常

黄斑部に異常がないと自覚症状がない

飛蚊症

視力低下、失明の可能性も

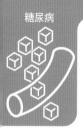

糖尿病の合併症③ 腎症

ポイント
▶ 腎小体の糸球体を構成する細い血管が傷んでくる病気
▶ 進行すると腎不全に至り、人工透析が必要になる
▶ 早期発見、早期治療で腎機能が回復する可能性がある

腎臓で尿をつくる腎小体の細い血管が傷む

　糖尿病腎症は、高血糖状態が続くことで毛細血管などの細い血管が傷んでくるのが原因で腎臓の機能が低下する病気で、糖尿病性細小血管症のひとつです。

　腎臓は、血液をろ過していらないものを尿として捨てるはたらきをする臓器です。尿をつくる装置の中心的役割を担う腎小体は、毛細血管が毛糸玉のようにぐるぐる巻きになった糸球体とそれをおおうボウマン嚢でできています。糖尿病によって血管が傷んでくると、この糸球体の構造や機能に異常が起きてきてしまうのです。

　腎症は、糖尿病発症から10〜15年くらいで現れてくるといわれ、糖尿病患者の20〜40％ほどが発症すると考えられています。

進行すると透析療法が必要になる

　腎症の早期には無症状ですが、やがて尿たんぱくがみられるようになります。進行してくるとむくみ、全身倦怠感、貧血といった症状が現れるようになり、最終的には腎不全の状態に至ります。腎不全になると透析療法や腎移植などの治療が必要になります。現在、透析療法を始める人の原因疾患の第1位が糖尿病腎症です。

　腎症も、早期の段階で発見して、適切な治療をすれば改善し、腎不全への進行を食い止められることがわかってきました。早期の腎症は、一般の健康診断で行う尿検査では発見できないほどの微量のアルブミン（たんぱく質の一種）を調べる検査で、発見することができます。

 試験に出る語句

糖尿病腎症
腎臓の腎小体を構成する糸球体の血管が傷んで腎機能が低下する。進行すると腎不全に至り、透析療法が必要になる。

 キーワード

腎小体
腎臓で尿をつくる装置の一部。毛細血管がぐるぐる巻きになった糸球体とそれを包み込むボウマン嚢からなる。

透析療法
失われた腎臓の機能を代替する方法。血液を機械でろ過してからだに返す血液透析や腹膜を使って老廃物や、余分な水などを捨てる腹膜透析がある。

アルブミン
たんぱく質の一種。血漿中に多く存在する。血漿の浸透圧を維持し、ミネラルやホルモン、薬などを運搬するはたらきを担う。尿中に微量のアルブミンが排出されることが、早期腎症発見のたすけとなる。

● 腎臓の腎小体に障害が起こる ●

腎臓で尿をつくる装置の腎小体は、毛細血管がぐるぐる巻きになった糸球体とそれを包み込むボウマン嚢からなる。糖尿病によってこの糸球体の血管が傷み、腎機能が低下してしまう。

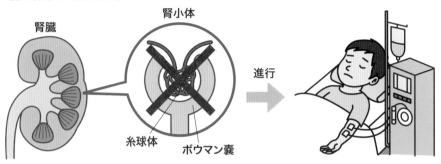

腎臓の腎小体を構成する糸球体の毛細血管が傷んでしまい、腎機能が低下する。

進行すると腎機能が著しく低下して腎不全になり、透析療法などが必要になる。

● 糖尿病腎症の進行と症状 ●

早期の腎症では自覚症状はなく、尿検査で微量アルブミンが認められる。この段階で適切な治療を開始すれば、腎機能の改善も期待できる。

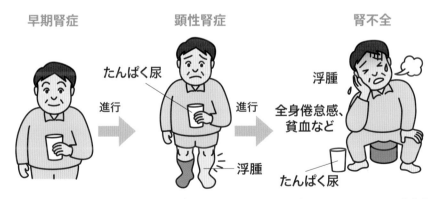

詳しい尿検査で微量アルブミン尿が認められる。自覚症状はほとんどない。

通常の尿検査でたんぱく尿が認められる。むくみが現れる。

たんぱく尿やむくみのほか、全身倦怠感、貧血などの症状が現れる。

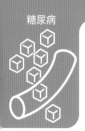

糖尿病

糖尿病の合併症④ 大血管障害

ポイント
▶ 糖尿病があると動脈に粥状動脈硬化が起きやすい
▶ 脂質異常症や高血圧などは動脈硬化をさらに進行させる
▶ 脳梗塞や心筋梗塞、下肢の閉塞性動脈硬化症などを発症する

高血糖と脂質異常症にともなう大血管障害

糖尿病で高血糖の状態が続くと、毛細血管などの細い血管だけでなく比較的大きい血管にも異常が現れます。糖尿病の患者では、そうでない人より粥状動脈硬化が進みやすいことがわかっています。また、糖尿病患者は、内臓脂肪型肥満や高血圧、脂質異常症などをあわせもっていることが多く、これらも動脈硬化を進める要因となります。

糖尿病にともなう大血管の動脈硬化は、糖尿病を発症する前の境界型（P.52参照）の頃から始まっていると考えられています。また動脈硬化は特に食後高血糖と関係がある可能性があります。

粥状動脈硬化とは

粥状動脈硬化とは、血管壁の一番内側の層の中にコレステロールなどのドロドロしたもの（お粥のようなもの）がたまるもので、アテローム性動脈硬化とも呼ばれます。血管内腔に斑状のプラーク（アテローム）ができ、プラークの成長や破綻により血流が減少、途絶すると症状が起こります。それが脳に起これば脳梗塞、心臓の冠状動脈に起これば心筋梗塞となり、命にかかわることもあります。

下肢の動脈に粥状動脈硬化が起こるのが閉塞性動脈硬化症です。下肢への血流が不十分になり、安静時は問題ないのですが、歩いていると下肢の筋肉が酸欠になって痛みが生じて歩けなくなり、しばらく休むと痛みがひくという間欠性跛行と呼ばれる症状が現れるようになります。進行すると壊疽、下肢切断に至ることもあります。

試験に出る語句

粥状動脈硬化
アテローム性動脈硬化、アテローム硬化ともいう。血管壁の一番内側の層の中に、コレステロールなどのドロドロした粥状のものがたまり、動脈が硬くなる。進行すると血管の内膜が細くなる。

閉塞性動脈硬化症
下肢の太い動脈に動脈硬化が進み、下肢への血流が悪くなる。間欠性跛行の症状が現れる。

間欠性跛行
閉塞性動脈硬化症で現れる症状。運動で筋肉の酸素需要が高まると、血流が不十分なため筋肉が酸欠になり、痛みが生じて歩けなくなる。休むと痛みが消えて歩けるようになる。

メモ

糖尿病患者の心筋梗塞
心筋梗塞の発症率は、糖尿病患者の場合、糖尿病でない人の2〜4倍、再発率は2倍以上というデータがある。

粥状動脈硬化

糖尿病や高血圧、脂質異常症などによって、動脈壁の内側の層の中にプラークがたまり、動脈硬化が進行。血栓が詰まると命にかかわる病気を発症する。

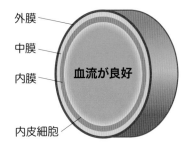

健康な血管（断面図）

外膜
中膜
内膜
血流が良好
内皮細胞

健康な動脈は内腔が十分に広くスムーズで血流が良い。

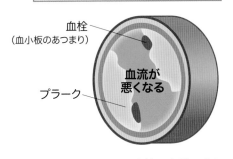

動脈硬化を起こした血管（断面図）

血栓
（血小板のあつまり）
血流が悪くなる
プラーク

粥状動脈硬化では、血管の内膜の中に脂質や白血球などのドロドロしたプラークがたまり、内腔が狭くなる。破綻により心筋梗塞、脳梗塞が起こる。

糖尿病による大血管障害で起こりうる病気

糖尿病によって比較的大きな動脈に動脈硬化が進むと、脳梗塞や心筋梗塞などを引き起こす。糖尿病があると心筋梗塞などの発症率が高くなる。

脳梗塞

壊死

詰まる

動脈硬化が脳の動脈に起こり、そこに血栓などが詰まると脳梗塞になる。

心筋梗塞

右冠動脈
左冠動脈
詰まる
壊死

動脈硬化が心臓の冠状動脈に起こり、そこに血栓などが詰まると心筋梗塞になる。

閉塞性動脈硬化症

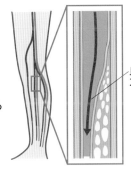

血流が不十分

下肢の動脈に動脈硬化が進み、血流が悪くなると間欠性跛行の症状が現れる。

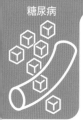

糖尿病の合併症⑤ 易感染性、糖尿病足病変

▶ 糖尿病で免疫機能が低下し、感染しやすくなる
▶ 神経障害や血流障害も重なって足病変を起こしやすい
▶ 小さな傷から重症化して壊疽を起こすことがある

感染しやすく、感染症が治りにくい

　糖尿病になると免疫の機能が低下し、ウイルスや細菌に感染しやすくなります。その状態を**易感染性**といいます。

　高血糖の状態が続くと白血球の**好中球**の機能が低下してきます。好中球は、傷口などから細菌が侵入すると集まってきて細菌をパクパク食べて殺す**貪食**と呼ばれるはたらきをもっていて、このはたらきが悪くなると感染しやすくなるのです。また糖尿病による血管の障害や神経障害も、好中球だけでなく免疫機能全体を低下させる要因になります。

　易感染性が高まる（感染しやすくなる）と、健康な人なら簡単には感染しないようなものに感染したり、感染症が治りにくくなったりします。糖尿病がある人では、肺炎や肺結核、**尿路感染症**、歯周病などが起こりやすくなります。

足の病変には普段から細心の注意が必要

　糖尿病が進行してくると、神経障害と血流障害があいまって、足に靴ずれやタコ、水虫、足の指の変形、**陥入爪**、亀裂、潰瘍、**壊疽**など、さまざまな病変が起きてきます。これらは総称して**糖尿病足病変**と呼ばれます。

　特に壊疽は深刻です。糖尿病による神経障害で足の小さい傷に気づかないでいると、感染などをきっかけに急速に悪化し、組織が壊死してしまいます。皮膚の組織が死んで潰瘍になり、やがて深部の組織まで死んで真っ黒になります。これが壊疽です。壊疽をそのままにすると病巣が広がるので、死んだ組織を切除する必要があります。重症になると足の切断を余儀なくされることもあります。

試験に出る語句

易感染性
「易」は「たやすい」という意味で、感染しやすい状態のこと。

壊疽
皮膚や皮下の組織などが死んで真っ黒になるもの。血流の障害や感染などが要因。糖尿病では足の壊疽が起きやすく、足の切断を余儀なくされる場合がある。

キーワード

好中球
白血球の仲間。細胞内に顆粒をもつ顆粒球のうち最も数が多い。傷から細菌が侵入するとまっさきに集まってきて貪食する。傷口の膿は死んだ好中球のあつまり。

貪食
白血球が侵入した細菌やウイルスなどの外敵をパクパク食べる機能。好中球のほか、マクロファージなどがこの機能をもつ。

● 細菌やウイルスに感染しやすくなる ●

糖尿病によって免疫機能が低下し、感染しやすくなる状態を、易感染性という。

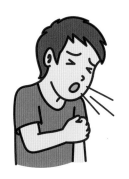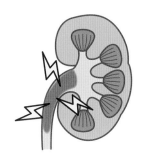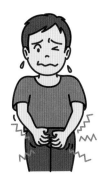

糖尿病になると易感染性が高まる。健康な人では感染しないようなものに感染したり、治りにくくなったりする。肺炎、膀胱炎、腎盂腎炎、カンジダ症、歯周炎などを起こしやすい。

● 足病変を起こしやすく、壊疽で切断も ●

易感染性に神経障害や血流障害も重なって、足病変を起こしやすくなる。悪化すると壊疽を起こして切断が必要になることもある。毎日足をよく観察し、清潔に保つことが大切。

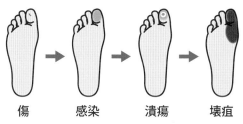

傷   感染   潰瘍   壊疽

小さな傷に気づかず、感染を起こすと、潰瘍から壊疽に至り、切断が必要になることがある。

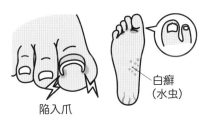

陥入爪 / 白癬（水虫）

乾燥や亀裂、タコ、足指の変形などが起こることも。

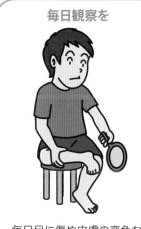

毎日観察を

毎日足に傷や皮膚の変色などがないかをよく観察し、早期に発見することが大切。

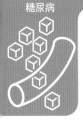

糖尿病

糖尿病の治療の基本

ポイント

- ▶ 治療の基本は血糖値を良好な範囲内にコントロールすること
- ▶ 患者にあわせて食事療法、運動療法、薬物療法を行う
- ▶ 病状や年齢に応じてHbA1cの値を目標にする

食事療法、運動療法、薬物療法を組み合わせる

　糖尿病は現在のところ完治する病気ではありません。治療の基本的方針は、さまざまな合併症が発症してくるのを防ぐため、血糖値を常にちょうど良い範囲内に保つことです。言い換えれば、血糖値などを良くコントロールできれば、合併症が起こることなく、健康な人と同等の生活の質や寿命を獲得できる病気が糖尿病なのです。

　血糖値をコントロールする方法には、**食事療法**、**運動療法**、**インスリンや経口血糖降下薬**による**薬物療法**があります。糖尿病の種類や病状、ほかの持病の有無、**生活習慣**などに応じて最適な組み合わせを選択します。

　血糖コントロールの目標は病状などに応じてHbA1cの数値で定めます（右表）。65歳以上の高齢者の場合は、認知機能なども考慮し、目標設定はやや緩くなっています。

1型糖尿病と2型糖尿病とでは治療の基本が違う

　1型糖尿病は自分で**インスリン**を分泌することができないので、**インスリンの注射**（P.76参照）が必須です。それに食事療法と運動療法を組み合わせます。

　2型糖尿病では多くの場合、インスリンの投与は必須ではありません。軽度であれば食事療法と運動療法でコントロールし、血糖値が高くなりがちな場合は経口血糖降下薬などの薬を使います。それでもコントロールが難しい場合や、進行して自分のインスリン分泌が不十分なときは、2型糖尿病でもインスリンを使います。食後血糖値低下作用のあるGLP-1の注射も使用されます。

試験に出る語句

食事療法
1日の摂取エネルギーと栄養のバランスを整えた食事で、食前後の血糖値が上がりすぎないようコントロールする方法。
運動療法
運動によって糖を利用し、インスリン抵抗性を改善する方法。
薬物療法
糖尿病の場合、インスリンの注射と経口血糖降下薬が中心。1型ではインスリン投与が必須。

メモ

糖尿病は完治する病気ではない
現在のところ糖尿病を完治させる治療法はない。高血圧などと同様の慢性疾患で、深刻な病状にならないようにうまくつきあっていかねばならない病気である。

● 治療の基本は血糖値のコントロール ●

糖尿病を完治させる治療法はない。治療の基本は血糖値を良好な状態にコントロールし、合併症の発症を防ぐことにある。

コントロール目標値

目標	血糖値正常化を目指す際の目標	合併症予防のための目標	治療強化が困難な際の目標
ヘモグロビン・エーワンシー HbA1c（%）	6.0未満	7.0未満	8.0未満

患者の病状や年齢、生活習慣などに応じてHbA1cの目標を決め、食事療法、運動療法、薬物療法を実践する。合併症を予防するにはHbA1cが7.0未満になるようにする。65歳以上の高齢者はこれよりも少し緩い目標設定にする。

● 食事療法、運動療法、薬物療法を組み合わせる ●

患者の病状や生活習慣などにあわせて、食事療法、運動療法、薬物療法を組み合わせ、最適な治療を行う。

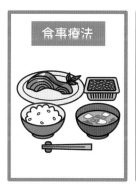

食事療法

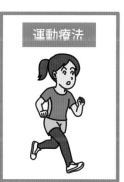

運動療法

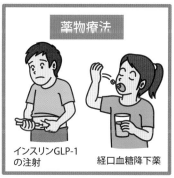

薬物療法

インスリンGLP-1の注射

経口血糖降下薬

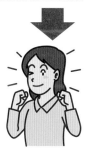

適切な治療を継続すれば、健康な人と同等の生活の質や寿命が得られる。

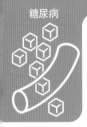

糖尿病

糖尿病の食事療法

ポイント

▶ 血糖値の上昇を防ぎ、適性体重を維持するのが目的
▶ 合併しがちな高血圧や脂質異常症の改善にも必要
▶ 摂取エネルギーや食べ方などは医師、栄養士らに指導を受ける

適正なエネルギー量でバランス良く

　糖尿病の食事療法（しょくじりょうほう）の主な目的は、高血糖にならないようにすること、肥満を改善し適正な体重を維持すること、糖尿病に合併しがちな高血圧や脂質異常症（P.90参照）を改善することです。その基本となるのは、適正な摂取エネルギー量を維持することと、栄養のバランスの良い食事をすることです。食べる量を控えたい食品や献立などはありますが、食べてはいけないものがあるわけではありません。

　適正な摂取エネルギー量は、身長から割り出した目標体重とその人の身体活動量（しんたいかつどうりょう）から割り出します。1日の摂取エネルギーの50〜60％を糖質で、20％以内をたんぱく質で、残りを脂質でとるというバランスが基本です。ただし糖尿病自体の病状や糖尿病合併症の有無、高血圧などがあるかどうかなどによって加減する必要があるので、主治医の指示に従うことが大切です。

食品の選び方や食べ方に工夫を

　糖質は、食後の急激な血糖値の上昇を避けるため、単糖類や二糖類などは少なくし、ご飯やパンなどの穀物でとるようにします。また野菜やきのこ、海藻など食物繊維を多く含む食品をたくさんとるようにします。食物繊維は食後の血糖値の上昇を緩やかにし、便通を整え、血中脂質を改善する効果が期待できます。穀物も玄米や雑穀類など未精製のものにすると効果的です。

　また、早食いをせず、よく噛んで食べるようにするだけでも、食後血糖値の急上昇を抑えることができます。

試験に出る語句

糖尿病の食事療法
食後高血糖を防ぎ、適正体重を維持するために行う。適正な摂取エネルギー量の維持、バランスの良い食事が基本。

キーワード

食事療法
食生活を改善、工夫することでその病気や症状の改善をはかること。

メモ

目標体重（標準体重）
BMI（Body Mass Index）の値が22となる体重。身長（m）の2乗に22をかけて算出する。
未精製の穀物
玄米や雑穀、全粒粉の小麦粉など。精製されたものより食物繊維やミネラルが多い。
BMIの算出方法
体重を身長（m）の2乗で割って算出する。

● 食事療法の基本：適正なエネルギーの計算 ●

1日の摂取エネルギーは、目標体重と身体活動量によって決める。ただしその人の病状や、治療開始後の体重、血糖値の変化をふまえて、適宜、見直す。

適正な摂取エネルギー（kcal）＝目標体重 × 身体活動量

目標体重＝
（身長（m））^{2}×22（65歳未満）
（身長（m））^{2}×22〜25（65歳〜74歳）
（身長（m））^{2}×22〜25（75歳以上は総合的に判断※）

※現体重にもとづき、フレイルや身長の短縮その他の評価をふまえ、適宜判断

身体活動量の目安
軽労作（デスクワーク中心）：25〜30
普通の労作（立ち仕事主体）：30〜35
重い労作（力仕事主体）　　：35〜

● 食事療法のポイント、工夫、注意 ●

糖尿病の食事療法では、基本的に「食べてはいけないもの」はない。バランス良く、食物繊維をたっぷりめに、ゆっくり食べるようにすることが大切である。

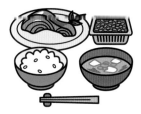

3食規則的にバランスの良い食事

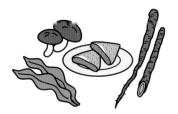

食物繊維をたっぷり

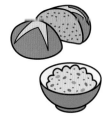

未精製の穀物を意識的にとる

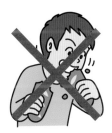

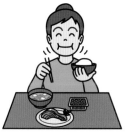

早食いはダメ。良く噛んでゆっくり食べる

腎症の合併など、病状によって食事療法を変える必要がある場合も。医師や管理栄養士と相談しながら進めましょう。

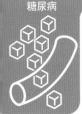

糖尿病の運動療法

▶ 運動による短期的効果には血糖値の改善がある
▶ 長期的効果にはインスリン抵抗性の改善があげられる
▶ 有酸素運動とレジスタンス運動を組み合わせて行う

短期的効果と長期的効果で血糖値を下げる

　糖尿病に対する運動療法の効果は、短期的効果と長期的効果に分けることができます。短期的効果とは運動をしたときに直接得られるもので、高血糖の改善効果があげられます。長期的効果は運動を続けることで得られるもので、インスリン抵抗性の改善効果を指します。

　糖尿病の早期から積極的に運動を続けることで、糖尿病の進行や合併症の発症を防ぐことが期待できます。有酸素運動を中心に、筋力アップ効果のあるレジスタンス運動を組み合わせて行います。ただし糖尿病が進行して神経障害や腎症を発症している人や、心臓や肺の機能の低下、極度の肥満、膝の痛みなどの問題を抱えている場合は、運動は控える必要があります。

適度な運動を習慣的に継続することが大切

　食後ひと休みして、血糖値が上がってくる頃にあわせてウォーキングなどの運動をすると、筋肉への血流が増加し、全身の血行が活発になってインスリンが全身をめぐり、筋に糖がたくさん取り込まれて、血糖値が下がります。食後高血糖は、早期の糖尿病でも動脈硬化を進める可能性もあるので、食後高血糖是正も必要です。

　運動を習慣的に継続していると、筋肉量が増えて基礎代謝が向上し、平常時から糖がたくさん利用されるようになります。また内臓脂肪が減って悪玉アディポカイン（P.42参照）が減り、インスリン抵抗性が改善され、糖の細胞への取り込みが促進されて、血糖値が下がります。

試験に出る語句

糖尿病の運動療法
運動習慣をつけることで、糖の利用と全身の血行促進、適正体重の維持、インスリン抵抗性の改善といった効果が期待できる。

キーワード

有酸素運動
軽度から中等度の強度の運動で、酸素を取り入れたエネルギー代謝によって行われる。ウォーキング、ジョギング、水泳、サイクリングなど。

レジスタンス運動
自重、ダンベル、ゴムチューブ、トレーニングマシンなど、何らかの抵抗を使って筋肉を鍛える運動。筋力の強化、筋肉量の維持、基礎代謝の維持が期待できる。糖尿病患者や高齢者でもレジスタンス運動は必要。

メモ

肥満の人の運動
極度の肥満がある場合は、まず食事療法である程度減量してから運動を開始するほうが良い場合がある。医師や健康運動指導士などと相談しながら行うことが大切。

● 運動療法の効果と方法 ●

糖尿病患者が運動療法を実践すると、短期的効果と長期的効果によって血糖値が下がる。有酸素運動とレジスタンス運動を組み合わせて行うことが大切である。

短期的効果

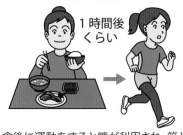

1時間後くらい

食後に運動をすると糖が利用され、筋と全身の血流が促進されてインスリンが全身をめぐり、糖の細胞への取り込みが促進され、血糖値が下がる。

長期的効果

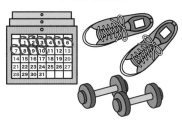

運動を継続すると、筋肉量が増えて基礎代謝が上がる。体重が減り、インスリン抵抗性や糖を取り込む機能が改善され、血糖値が下がる。

有酸素運動

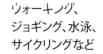

ウォーキング、ジョギング、水泳、サイクリングなど

両方行う

レジスタンス運動

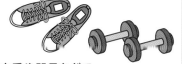

自重や器具などで抵抗を利用した筋トレ

● 運動療法の注意と禁忌 ●

極度の肥満者など、急に運動を始めるのは危険な人もいる。また合併症などがある場合は激しい運動は禁忌なので、医師と相談しながら進めることが大切である。

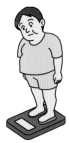

肥満で膝の痛みなどがある人はまず食事で減量してから運動を開始すると良い。

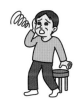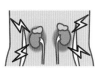

神経障害や腎症などの合併症、心肺機能の異常などがある人は激しい運動は禁忌。

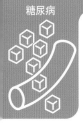

糖尿病

薬物療法−
血糖降下薬①

インスリン分泌を促進

ポイント
- ▶ インスリンの分泌を促すことで血糖値を下げる薬
- ▶ ゆっくり効くスルホニル尿素薬とすばやく効くグリニド薬
- ▶ インクレチンの分解を阻害するDPP-4阻害薬

インスリンの分泌を促すタイプの経口薬

　糖尿病の治療薬は、**インスリン**と、何らかのしくみで血糖値を下げる薬剤（経口血糖降下薬とGLP-1受容体作動薬）に大別されます。さらに、経口血糖降下薬は、血糖値を下げるしくみによって、大きく3つのグループに分けられます。

　1つめのグループは、膵臓のランゲルハンス島にあるβ細胞を刺激してインスリンを出させる薬です。**スルホニル尿素薬**（SU薬）、グリニド薬、DPP-4阻害薬があり、インスリンの分泌が悪くて血糖値が下がらない人に処方されます。

膵臓を刺激する薬とインクレチン関連薬

　スルホニル尿素薬（SU薬）はゆっくり強く効くため、ある程度進行し、空腹時から血糖値が高い人に向いています。インスリンの作用で血中の糖が貯蔵に回されるため肥満になりやすく、血糖値が低めでもインスリンを分泌させるため低血糖になる可能性があるのが欠点です。グリニド薬は、SU薬と同じ機序でインスリンを分泌させますが、効きめの持続が短く、作用も弱めです。食事の直前に服用すると食後に血糖値が上がってくるタイミングで効果が現れるため、食後に高血糖になりやすい人に効果があります。

　食事をすると、消化管から**インクレチン**というインスリンの分泌を促すホルモンが分泌されます。インクレチンは通常、DPP-4という酵素によって分解されますが、これを阻害してインクレチンが分解されないようにして血糖値を下げるのがDPP-4阻害薬です。高血糖のときだけはたらくので、低血糖にも肥満にも、なりにくいのが利点です。

試験に出る語句

経口血糖降下薬
血糖値を下げる作用をもつ飲み薬。インスリンの分泌を促すもの、インスリン抵抗性を改善するもの、糖の吸収や排泄にかかわるものに大別される。

スルホニル尿素薬
インスリンの分泌を促す薬。作用の出現はゆっくりだが、効果が強い。空腹時でも血糖値が下がらない人に処方される。

グリニド薬
膵臓のβ細胞を刺激してインスリンの分泌を促す。作用が早く、食後に高血糖になる人に処方される。

DPP-4阻害薬
インクレチンの分解酵素であるDPP-4を阻害する。血糖値が高いときだけ作用するので、低血糖になりにくい。

キーワード

インクレチン関連薬
インクレチンの作用を高める作用がある薬。インクレチンが分解されないようにするDPP-4阻害薬（飲み薬）と、インクレチンに似た物質で分解されにくいGLP-1受容体作動薬（皮下注射）がある。

● インスリンの分泌を促す薬 ●

経口血糖降下薬が血糖値を下げるしくみの2つめ、インスリン分泌を促すことで血糖値を下げるしくみについて解説する。

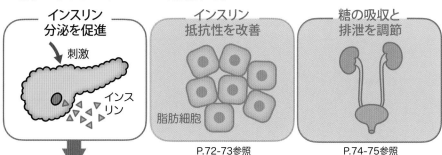

インスリン分泌を促進

刺激

インスリン

インスリン抵抗性を改善

脂肪細胞

P.72-73参照

糖の吸収と排泄を調節

P.74-75参照

スルホニル尿素薬、グリニド薬、DPP-4阻害薬

スルホニル尿素薬とグリニド薬はインスリンの分泌を促す薬で、効果が発現するスピードに違いがある。DPP-4阻害薬はインクレチンの分解を阻害してインスリンの分泌を促す。

スルホニル尿素薬とグリニド薬

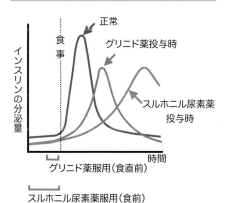

正常

食事

グリニド薬投与時

スルホニル尿素薬投与時

インスリンの分泌量

時間

グリニド薬服用（食直前）

スルホニル尿素薬服用（食前）

DPP-4阻害薬

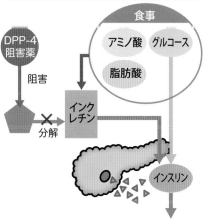

DPP-4阻害薬

阻害

分解

インクレチン

食事

アミノ酸　グルコース

脂肪酸

インスリン

スルホニル尿素薬はゆっくり強く効くので、空腹時の高血糖の改善に効果的で、軽症以降の2型糖尿病に処方される。グリニド薬は早く効くので、食後の高血糖の改善に効果的で、軽症の2型糖尿病に処方される。

DPP-4とは、食事をすると分泌されるインクレチン（インスリンの分泌を促すホルモン）を分解する酵素。この酵素を阻害してインクレチンを分解させないようにして血糖値を下げるのがDPP-4阻害薬。

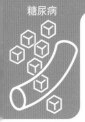

薬物療法−
血糖降下薬②

インスリン抵抗性を改善

ポイント

▶ インスリン抵抗性を改善してインスリンの効きを良くする薬
▶ 主に肝臓などに作用して血糖値を下げるビグアナイド薬
▶ 善玉物質を多く出す脂肪細胞を増やすチアゾリジン薬

インスリンは出ていても効きが悪い人のための薬

経口血糖降下薬の3つのグループの2つめは、インスリンの効きを良くする効果がある薬です。インスリンは分泌されているのに細胞の反応が鈍い**インスリン抵抗性**（P.42参照）の問題で高血糖になっている人に処方されます。

このタイプの薬には、肝臓などに作用して血糖値を下げる**ビグアナイド薬**と、インスリン抵抗性を高めてしまう悪玉物質を抑える**チアゾリジン薬**があります。

善玉物質を多く出す脂肪細胞を増やす薬がある

ビグアナイド薬は、主に肝臓から**グルコース**が放出される**糖新生**のはたらきを抑えることで血糖値を下げます。ほかに、小腸での糖の吸収を抑制し、筋肉や脂肪の細胞へのインスリンの作用を強めて（インスリン抵抗性の改善）血糖値を下げます。直接インスリンの分泌を増やす作用はないので肥満になりにくく、肥満の患者にも処方されます。

チアゾリジン薬は、インスリン抵抗性を高める**悪玉アディポカイン**（脂肪細胞から出る生理活性物質：P.42参照）の分泌に関係する薬です。脂肪がたまって大きくなった内臓脂肪の細胞からは、**TNF-α**などの悪玉アディポカインが多く分泌され、これがインスリン抵抗性を高めます。それに対してチアゾリジン薬は、脂肪細胞に作用して小型の脂肪細胞を増やします。

小型の脂肪細胞から出るアディポカインには善玉が多いので、**内臓脂肪**からたくさん出ている悪玉の作用を抑えて、インスリン抵抗性を改善します。

 試験に出る語句

ビグアナイド薬
肝臓からの糖新生を抑え、糖の吸収を抑制、インスリン抵抗性を改善して血糖値を下げる。

チアゾリジン薬
脂肪細胞に作用して大型の脂肪細胞を減らし、小型の脂肪細胞を増やす。この脂肪細胞からは善玉のアディポカインが多く出るので、相対的に悪玉の作用を減らしてインスリン抵抗性を改善する。

 キーワード

悪玉アディポカイン
TNF-αなどがある。インスリン抵抗性を高めてしまうはたらきをもつ。

糖新生
糖質以外の乳酸、ピルビン酸、アミノ酸などからブドウ糖をつくること。

● インスリン抵抗性を改善する薬 ●

経口血糖降下薬が血糖値を下げるしくみの2つめ、インスリン抵抗性を改善することで血糖値を下げる薬について解説する。

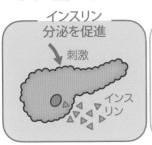

インスリン分泌を促進

刺激

インスリン

P.70-71参照

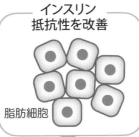

インスリン抵抗性を改善

脂肪細胞

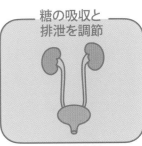

糖の吸収と排泄を調節

P.74-75参照

ビグアナイド薬とチアゾリジン薬

インスリン抵抗性を改善し、細胞のインスリンに対する感受性を高め、糖の取り込みを促進することで血糖値を下げる薬。

ビグアナイド薬	チアゾリジン薬

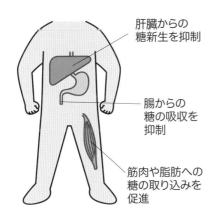

肝臓からの糖新生を抑制

腸からの糖の吸収を抑制

筋肉や脂肪への糖の取り込みを促進

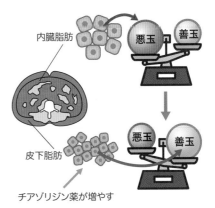

内臓脂肪

悪玉 善玉

皮下脂肪

悪玉 善玉

チアゾリジン薬が増やす

ビグアナイド薬は、主に肝臓からの糖新生を抑制して血糖値を下げる。筋肉や脂肪への糖の取り込みを促進する作用があるのでこのグループに分類される。

チアゾリジン薬は、脂肪細胞に作用して善玉アディポカインを多く出す小型の脂肪細胞を増やし、インスリン抵抗性を改善する。

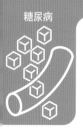

薬物療法−
血糖降下薬③

糖の吸収・排泄を調節

▶ 糖の吸収を抑えるか排泄を促進して、血糖値を下げる薬
▶ α-グルコシダーゼ阻害薬は多糖類の単糖類への分解を阻害
▶ SGLT2阻害薬は腎臓での糖の再吸収を阻害する

多糖類が単糖類になるのをじゃまする薬

経口血糖降下薬の３つのグループの３つめは、糖の吸収を抑えたり排泄量を増やしたりして血糖値を下げるタイプの薬です。

糖の吸収を抑える薬にはα-グルコシダーゼ阻害薬があります。α-グルコシダーゼとは、糖質を分解する過程の最後のところで多糖類を単糖類にする酵素で、このはたらきを阻害するのがα-グルコシダーゼ阻害薬です。糖質は単糖類にならないと吸収できないので、この薬で多糖類が単糖類になるのをじゃまして糖の吸収を緩やかにします。食べた糖質が単糖類に分解されたあとに飲んでも意味がないので、必ず食直前に飲むことが大切です。

糖を尿中にどんどん捨てさせる薬

一方、糖の排泄を促して血糖値を下げるのがSGLT2阻害薬です。尿検査で尿糖が陽性になるのはいけないことのように思われがちですが、尿糖が出ることは血糖値が高すぎないようにする効果もあるのです。

SGLT2は腎臓の尿細管にあるグルコースの輸送体で、血液をざっと漉してできた尿の元（原尿）からグルコースを回収（再吸収）するときにはたらく「ゲート」です。そしてSGLT2阻害薬はこの「ゲート」を塞ぎ、グルコースが再吸収されないようにして、糖の尿への排泄を増やします。

尿の浸透圧が高くなるため多尿となり、脱水を起こしやすいほか、尿中のグルコースが尿路の細菌の栄養源となるため尿路感染症を引き起こしやすい傾向があります。

試験に出る語句

α-グルコシダーゼ阻害薬
腸内で二糖類を単糖類に分解する酵素を阻害する。糖質は単糖類にならないと吸収されないので、血糖値が急激には上がらなくなる。

SGLT2阻害薬
腎臓の尿細管にある糖の再吸収を担う輸送体であるSGLT2を阻害し、再吸収を阻害する。尿に糖がたくさん出て、血糖値が下がる。

キーワード

α-グルコシダーゼ
多糖類を単糖類に分解する酵素の総称。

SGLT2
腎臓の尿細管にある糖の輸送体。

メモ

単糖類を摂取した場合はα-グルコシダーゼ阻害薬は、多糖類が単糖類になるのをじゃまする薬なので、単糖類を飲んだり食べたりした場合は、吸収は阻害されない。

● 糖の吸収と排泄を調節する薬 ●

経口血糖降下薬が血糖値を下げるしくみの3つめ、糖の吸収と排泄を調節することで血糖値を下げる薬について解説する。

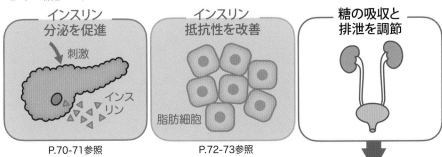

インスリン
分泌を促進

刺激

インス
リン

P.70-71参照

インスリン
抵抗性を改善

脂肪細胞

P.72-73参照

糖の吸収と
排泄を調節

α-グルコシダーゼ阻害薬、SGLT2阻害薬

α-グルコシダーゼ阻害薬は糖の吸収を穏やかにすることで血糖値を下げる。SGLT2阻害薬は糖の尿への排泄を促して血糖値を下げる。

α-グルコシダーゼの
はたらき

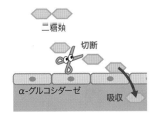

二糖類

切断

α-グルコシダーゼ

吸収

α-グルコシダーゼ
阻害薬の機序

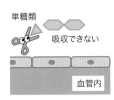

単糖類

吸収できない

血管内

α-グルコシダーゼ阻害薬は、腸で二糖類を単糖類にする酵素のα-グルコシダーゼを阻害する。二糖類では吸収できず、血糖値が上がらない。

SGLT2阻害薬

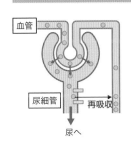

血管

尿細管

再吸収

尿へ

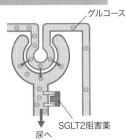

グルコース

SGLT2阻害薬

尿へ

SGLT2阻害薬は、尿細管での糖の再吸収を阻害して、尿に糖をたくさん捨てることで血糖値を下げる。

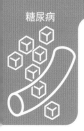

 薬物療法 # インスリン療法

ポイント
▶ 1型糖尿病はインスリンの絶対的適応、2型は相対的適応
▶ インスリンはお腹や太ももの皮下に注射する
▶ インスリン製剤には効き方が違うさまざまなタイプがある

インスリン投与が必須の1型、2型は病状による

インスリンが出なくなる1型糖尿病の場合、インスリンの投与が欠かせません（絶対的適応）。2型糖尿病の場合はある程度自前のインスリンが分泌されるので、必ずしもインスリンの投与は必要ありません。しかし、経口血糖降下薬（P.66〜71参照）では血糖値をうまくコントロールできない場合や栄養状態が悪い場合などには、2型糖尿病でもインスリンを使うことがあります（相対的適応）。

インスリンは自己注射で

インスリンは皮下注射で投与します。入院中や緊急時は医師や看護師が注射しますが、日常生活の中では自分で、または家族が打ちます（自己注射）。吸収の速度や運動の影響を受けにくいなどの条件から、お腹や太ももなどの皮膚に打ちます。同じところに打ち続けると皮膚の萎縮や硬化をまねくので、毎回少しずつ場所を変えて（2cmくらい離す）行います。

インスリン製剤には早く強く効くものやゆっくり長く効くものなどさまざまなタイプがあり、患者の病状や生活習慣などにあわせて処方されます。投与量や自己注射用のペン型の注射器の使い方などは、担当医や看護師から指導を受けます。間違って多く注射したり、注射後に食事をとれなかったりすると、極端な低血糖になって意識障害（P.54参照）などを起こすので注意が必要です。

通常、インスリンを使う場合は、血糖値の自己測定を行いながらコントロールしていきます。

 試験に出る語句

絶対的適応
ある病気の治療にその薬剤などが絶対に必要なこと。インスリン療法は1型糖尿病には絶対的適応。

相対的適応
ある病気の治療にその薬剤などが、状況によっては必要になること。インスリン療法は2型糖尿病には相対的適応。

インスリンの自己注射
インスリンは皮下注射で投与する必要がある。毎日の生活の中では、医療従事者ではなく自分で、または家族が注射を行う。

 メモ

インスリン製剤の種類
すぐに効く超速効型や速効型、長く効く持効型、（超）速効型と持効型の混合型、速効型と持効型の中間型などの種類がある。

血糖値の自己測定
self-measurement of blood glucoseからSMBGと略される。指先などから血液を採取し、専用の機械で測定する。測るタイミングは毎食前後や体調不良のとき、運動後など、医師と相談して決める。

● インスリンの自己注射 ●

インスリンは皮下注射で投与する。毎日の投与は自分で、または家族が注射する（自己注射）。投与量などを間違えないように注意する。

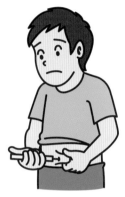

専用のペン型注射器で
自分で注射する。

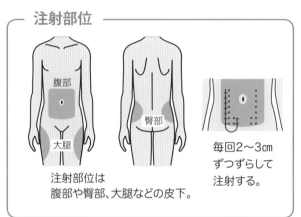

注射部位

腹部
大腿
臀部

注射部位は
腹部や臀部、大腿などの皮下。

毎回2〜3cm
ずつずらして
注射する。

● インスリン製剤の種類 ●

インスリン製剤には作用の現れ方が違うさまざまなタイプがある。患者の病状や生活習慣にあわせて選択する。また一般にインスリンを投与する人は血糖値の自己測定を行う。

種類	作用のイメージ	特徴
超速効型	0　　12　　24時間	すばやく効く 食事の前に打つ
速効型		はやく効く 食事の前に打つ
中間型		長く効く 決まった時間に打つ
持効型		中間型より長く効く 決まった時間に打つ
混合型		速効型と持効型の混合 食事にあわせて打つ

血糖値の自己測定（SMBG）

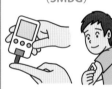

インスリンを投与する場合は、適宜自分で血糖値を測る自己測定（上左図）も行いながら血糖値をコントロールする。腕などに装着し、持続的に血糖値をモニターする装置（上右図）もある。

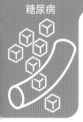

糖尿病の予防

▶ 2型糖尿病は生活習慣によって発症や重症化を予防する
▶ 家族に糖尿病患者がいる人は積極的な予防策を
▶ 定期的な健康診断の受診で早期発見を

一次予防と二次予防で一生元気に

病気の予防には**一次予防、二次予防、三次予防**があります。一次予防とは健康な人が健康増進をはかり、病気にならないようにすること、二次予防とは病気を早く発見して早期に治療し、悪化や進行を防ぐこと、三次予防とは、病気に必要な治療を受け重症化するのを防ぐことや、**後遺症**の治療やリハビリ、**機能訓練**などを行うことです。

糖尿病のうち**1型糖尿病**（P.44参照）は生活習慣とは関係なく、**自己免疫疾患**と考えられているため、効果的な予防策はありません。一方、**2型糖尿病**(P.46参照)は**生活習慣病**ですから、生活習慣を改善し、適切な治療を継続することで、積極的に一次〜三次予防を実践することが大切です。

一次予防と二次予防で一生元気に

糖尿病の一次予防は、適正な体重を保ち、適正なエネルギー量でバランスのとれた食事をし、毎日適度な運動をする習慣をつけます。禁煙、節酒し、ストレスをためこまないようにすることも大切です。

二次予防は、定期的に健康診断を受けること、またその結果、糖尿病やその傾向があるといわれた場合は放置せず、詳しい検査や医師などの指導を受けるようにします。特にメタボの傾向がある人や、家族に糖尿病患者がいる人などは、放置するのは大変危険です。

三次予防には、医師や栄養士、看護師、運動指導者などの指示・指導のもと、食事療法、運動療法、薬物療法をきちんと実践することが何よりも大切です。

試験に出る語句

一次予防、二次予防、三次予防
一次予防は病気にならないようにすること、二次予防は早期発見・早期治療、三次予防は重症化を予防し、かつ後遺症があればリハビリを行うこと。

● 糖尿病の一次予防、二次予防、三次予防 ●

糖尿病のうち2型糖尿病は、生活習慣によって予防が可能な病気である。また定期健康診断を受け、異常があったら放置せず、専門医に相談することが大切である。

一次予防

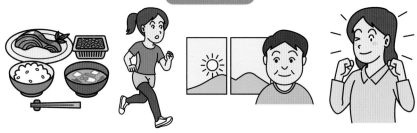

健康的な生活習慣で病気にならないようにする。バランスの良い食事、適度な運動習慣、十分な睡眠・休息、ストレスの解消などがポイント。

二次予防

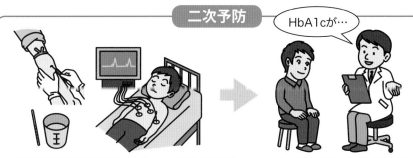

HbA1cが…

健康診断を受けて早期発見につとめる。異常が見つかった場合は放置せず、専門医に相談して早期に治療を開始する。

三次予防

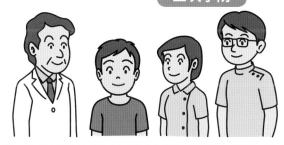

医師、管理栄養士、看護師、健康運動指導士などのアドバイスのもと治療を続け、合併症の発症や悪化を防ぐ。

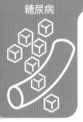

糖尿病

糖代謝異常合併妊娠

ポイント

▶ 妊婦に耐糖能異常がある場合を糖代謝異常合併妊娠という
▶ 妊娠前から糖尿病だったか否かで分けて診断する
▶ 妊婦の耐糖能異常は流産・早産、巨大児などのリスクとなる

妊娠前から糖尿病だったか否かで分類する

　妊娠すると胎盤からのホルモンの影響などによってインスリン抵抗性が高まり、耐糖能が低下します。このような場合を**糖代謝異常合併妊娠**といいます。

　糖代謝異常合併妊娠は、妊娠前から糖尿病だったかどうかで大別されます。妊娠前から糖尿病であると診断されていた、または明らかに妊娠前から糖尿病だったと考えられる場合を「**糖尿病合併妊娠**」といいます。一方、妊娠前は糖尿病と診断されてはおらず、妊娠してから発見された耐糖能異常は、診断基準などで糖尿病と診断される「**妊娠中の明らかな糖尿病**」と数値が診断基準より低く糖尿病とは診断されない「**妊娠糖尿病**」とに分けられます。

流産や早産、巨大児などの産科的合併症

　妊娠中に耐糖能異常があると、流産・早産、巨大児、羊水過多、妊娠高血圧症候群、胎児発育不全などの**産科的合併症**が起こる可能性が高いことがわかっています。また巨大児になるため難産になりやすく、出産時に新生児に上肢の麻痺や骨折が起こることがあります。また母体が高血糖状態にあると胎児の血糖値も高くなり、胎児自身のインスリン分泌量が増えます。その状態で出産してへその緒からの栄養供給が絶たれると、新生児が極端な**低血糖**になることがあり、危険です。

　したがって妊娠中の耐糖能異常に対しては、母体と胎児の健康のため、担当の産科医の指導のもと、インスリン投与などの治療で血糖値をコントロールする必要があります。

 試験に出る語句

糖代謝異常合併妊娠
妊婦に耐糖能の異常があること。糖尿病患者が妊娠した場合と、妊娠してから耐糖能異常が現れた場合がある。

糖尿病合併妊娠
妊娠前に糖尿病と診断されていたか、または明らかに妊娠前から糖尿病だったと考えられる妊婦。

妊娠糖尿病
妊娠してから耐糖能異常が現れたが、診断基準から糖尿病には至らないもの。

 キーワード

耐糖能
食事などで上昇した血糖値を下げる能力のこと。

 メモ

妊娠中の明らかな糖尿病
妊娠前は糖尿病ではなく、妊娠してから現れた耐糖能異常で、診断基準から糖尿病と診断されたもの。
妊娠中の耐糖能の検査
妊娠初期に随時血糖値の検査、妊娠中期頃に50gグルコースチャレンジ検査（前日の食事制限なし）を行い、異常があった場合は75g経口ブドウ糖負荷試験を行うことが推奨されている。

● いつから耐糖能異常が現れたか ●

妊婦に耐糖能の低下が見つかった場合、まず妊娠前から糖尿病だったか否かで大別し、妊娠してからのものであれば、診断基準などで糖尿病と診断できるか否かで分ける。

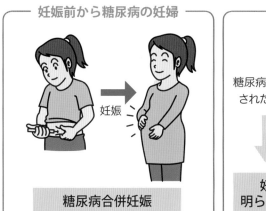

妊娠前から糖尿病の妊婦

妊娠

糖尿病合併妊娠

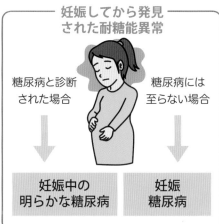

妊娠してから発見された耐糖能異常

糖尿病と診断された場合

糖尿病には至らない場合

妊娠中の明らかな糖尿病

妊娠糖尿病

● 糖代謝異常合併妊娠で起こりうる産科的合併症 ●

妊娠中に耐糖能の低下があると、母体と児の両方にさまざまな合併症が起こる可能性がある。放置せず、医師の指導のもとインスリンなどによる治療を行うことが大切である。

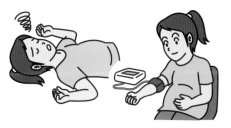

母体の合併症

糖尿病ケトアシドーシス（昏睡）、流産・早産、妊娠高血圧症候群、羊水過多、将来の糖尿病など。

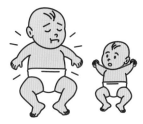

児の合併症

巨大児、難産による脱臼・骨折、胎児発育不全、胎児死亡、新生児低血糖症など。

糖尿病は日本人の"国民病"

　厚生労働省の調査によると、日本人で糖尿病を強く疑われる人や糖尿病の可能性を否定できない人は、約2千万人（2016年度）。実に、国民の5〜6人に1人は、糖尿病であったり糖尿病の疑いがあったりするのです。

　そもそも、日本人は糖尿病になりやすいといわれています。それはインスリンを分泌する力が欧米人に比べて弱いからです。街を歩く人たちを見ると、日本人の場合、欧米人のような極端なリンゴ型肥満の人はあまりいません。欧米人は、どんどん食べてもどんどんインスリンが出て、余分なエネルギーをどんどん貯蔵に回すことができます。極端なリンゴ型肥満になることは決して望ましいことではないのですが、太る（太れる）ということは、インスリンの分泌能が優れている証拠でもあるのです。

　一方、日本人はインスリンを分泌する力が弱いため、食べすぎの状態が続くと、太りすぎる前に膵臓が疲れ果て、糖尿病を発症してしまいます。日本人の場合、糖尿病は必ずしも太った人の病気ではありません。

　日本人の食事は欧米化し、高脂質・高糖質・高カロリー、低食物繊維になりました。もともとインスリンの分泌能力が弱い日本人が、このような高カロリーの食事をとるようになり、生活環境が近代化して運動不足にもなれば、糖尿病になる人が増えるのも必然といえるでしょう。

　糖尿病になると、食事制限が厳しくて、食べる楽しみが奪われるというイメージをもっている人も少なくないでしょう。確かにその昔、糖尿病の治療はよほど悪くならないと薬は使わず、ひたすら食べるのを我慢するという方針をとる考え方もありました。

　しかし、近年ではさまざまな作用の薬が出てきたことや、望ましい栄養のとり方に関する研究が進んできたことなどを背景に、比較的早い段階から上手に薬を使いつつ、食事も楽しめるようにするといった治療方針をとるケースも増えているようです。もちろん好きなだけ食べて良いわけではありませんが、腎症などの合併症がない限り、食べてはいけないものがあるわけではありません。ちょっとした工夫次第で豊かな食生活を送ることもできます。

第 3 章

代謝異常

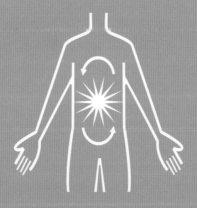

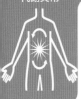

脂質の種類と役割

ポイント

- ▶ 水に溶けずエーテルなどに溶ける有機物
- ▶ 食べものに含まれる脂質の大半はトリグリセライド
- ▶ コレステロールは細胞膜やホルモンとなる重要な物質

脂質は人体には不可欠の物質

脂質とは、水に溶けず、エーテルなどの溶剤に溶ける有機物と定義されています。植物油、バターや生クリームなどの乳製品、肉の脂身、ナッツ、チョコレートなどに多く含まれていて、食べものをおいしくしてくれる成分です。

脂質は、1gあたり9kcalという糖質（1gあたり4kcal）の2倍以上ものエネルギーをもっているため、からだのエネルギーの貯蔵庫として大変優れています。からだに蓄えられた脂質、つまり体脂肪は、健康上、美容上の理由で嫌われがちですが、からだのクッション材となって体表面だけでなく内臓をも保護し、体温を維持し、細胞膜やホルモンの材料になるほか、脂溶性ビタミンの吸収をたすけるという重要な役割を担っています。

主な脂質はトリグリセライドとコレステロール

脂質にはさまざまな種類がありますが、食べものとして摂取する脂質の大半が**トリグリセライド（中性脂肪）**です。これは**グリセロール**に3つの**脂肪酸**が結合した物質です。脂肪酸には分子構造の違う**飽和脂肪酸**と**不飽和脂肪酸**があります。また鎖状になっている分子の長さで**長鎖脂肪酸**、**中鎖脂肪酸**、**短鎖脂肪酸**に分けられ、それぞれ性質が違います。脂肪酸だけが切り離された**遊離脂肪酸**は、細胞のエネルギー源として利用されています。

コレステロールも食事で摂取する脂質です。コレステロールは、体内で細胞膜や**ステロイドホルモン**、胆汁の材料となるなど、必要不可欠な物質です。

試験に出る語句

脂質
水に溶けず、エーテルなどの溶剤に溶ける有機物。トリグリセライド、コレステロールなどがある。

トリグリセライド
トリグリセリド、中性脂肪ともいう。グリセロールに3つの脂肪酸が結合したもの。食事中の脂質は大半がこの物質。

脂肪酸
炭素が鎖状につながったものにカルボキシル基がついたもの。炭素の数によって長鎖、中鎖、短鎖に分類される。

遊離脂肪酸
体内でトリグリセライドなどから脂肪酸が切り離されたもの。エネルギー源として利用される。そのままでは血液には溶けないので、血中ではアルブミンと結合している。

コレステロール
ステロイド特殊型に分類される。生体内では細胞膜やステロイドホルモンなどの材料になる。

メモ

アルブミン
たんぱく質。血漿に多く存在し、血漿浸透圧を保ち、脂肪酸などの物質の運搬を担う。

● 主な脂質の種類 ●

食事に含まれる脂質や体内にある脂質には、トリグリセライドやコレステロールなどがある。

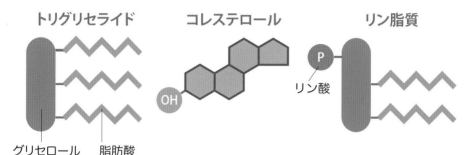

トリグリセライド

グリセロール　脂肪酸

・中性脂肪ともいう
・食べものに含まれる脂質の
　大半がトリグリセライド

コレステロール

OH

・細胞膜やステロイド
　ホルモンの材料になる

リン脂質

リン酸　P

・細胞膜の材料になる
・水になじむ部分をもつ

※これらの構造は模式化したもので、実際の分子構造とは異なる。

● 脂質の役割 ●

脂質は高カロリーで、生体のエネルギーの貯蔵庫として優れている。細胞膜やステロイドホルモンの材料になるなど、必要不可欠な栄養素である。

エネルギーの貯蔵庫

細胞膜やホルモンの材料

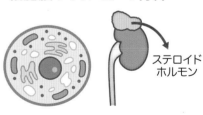

ステロイド
ホルモン

皮膚を保護する

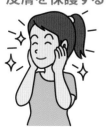

クッション・保温

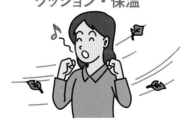

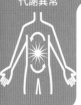

代謝異常

リポたんぱくの役割

ポイント

▶ いわば脂質を入れたカプセルで、血中を流れている
▶ 全身に脂質を運搬するはたらきをもつ
▶ 粒の大きさや成分によって5種類に分類される

水に溶けない脂質を運ぶ役割

　リポたんぱくとは、中に脂質を入れたカプセルのようなもので、血中を流れ、脂質を全身に送り届けています。脂質は、ラーメンスープにうかぶ油のように、そのままでは水である血液には溶けません。そこで水になじむカプセルで脂質を運搬しているのです。

　リポたんぱくは、粒の大きさや成分によっていくつかの種類に分類されますが、基本的な構造は同じです。カプセルは、**アポたんぱく**というたんぱく質と水になじむ部分をもつ**リン脂質**と**コレステロール**でできています。そしてその中には**トリグリセライド**や、コレステロールの分子に脂肪酸が結合した**コレステロールエステル**といった、水になじまない脂質が入っています。

LDLやHDLはリポたんぱくの仲間

　リポたんぱくは5種類に分類され、それぞれの性質を背景に、違う役割をもっています。粒子が最も大きい**カイロミクロン**は、食事でとった脂質を**トリグリセライド**の形で運搬し、全身に**遊離脂肪酸**を供給します。粒子が比較的小さいLDL（低比重リポたんぱく）はコレステロールの含有率が高く、全身の組織にコレステロールを供給しています。最も粒子の小さいHDL（高比重リポたんぱく）は脂質の含有量が少なく、全身から余分な脂質を回収しています。LDLが悪玉、HDLが善玉と呼ばれるのはこの役割によるもので、中に入っているコレステロール自体に違いがあるわけではありません。

試験に出る語句

リポたんぱく
アポたんぱくとリン脂質などでできたカプセルの中に脂質を入れたもの。血中を流れ、脂質を運搬している。
アポたんぱく
リポたんぱくを構成するたんぱく質。水にも脂質にもなじむ部分をもっていて、脂質の細胞への取り込みにも関与している。

キーワード

リン脂質
グリセロールに2つの脂肪酸とリンが結合したもので、水になじむ部分となじまない部分をもつ。リポたんぱくを構成するほか、細胞膜をつくる成分でもある。
コレステロールエステル
コレステロールに脂肪酸が結合したもの。

メモ

水になじむ脂質もある
トリグリセライドは水に溶けないが、脂質には水になじむ分子をもち、分離することなく血中に存在できるものもある。リン脂質や、アルブミンと結合した遊離脂肪酸などは、水になじむ。

● リポたんぱくの基本構造 ●

リポたんぱくは、アポたんぱくとリン脂質とコレステロールでできたカプセルの中に、トリグリセライドやコレステロールエステルなどを入れたもの。たんぱく質と、水になじむ部分を外側に向けたリン脂質で、血中を流れる。

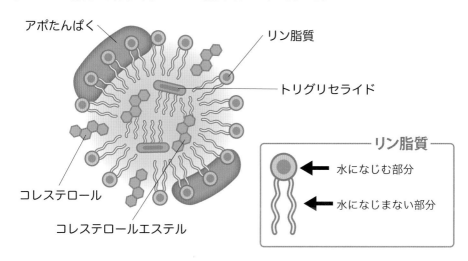

アポたんぱく

リン脂質

トリグリセライド

コレステロール

コレステロールエステル

┌─ リン脂質 ─┐
← 水になじむ部分
← 水になじまない部分

● リポたんぱくの種類と特徴 ●

リポたんぱくは大きさと中の脂質の組成から5種類に分類される。

	カイロミクロン	VLDL	IDL	LDL	HDL
大きさと脂質の割合	コレステロール／トリグリセライド 1200～700Å	700～300Å	300～250Å	250～100Å	100～75Å
特徴	食事でとった脂質をトリグリセライドにして運ぶ。末梢にトリグリセライドから切り離した遊離脂肪酸を供給	肝臓で合成。末梢に遊離脂肪酸を供給	VLDLが遊離脂肪酸を放出してトリグリセライドの割合が減ったもの	末梢にコレステロールを供給する	末梢からコレステロールを回収する

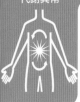

脂質代謝のしくみ

ポイント
- ▶ 食事から吸収した脂質がカイロミクロンになる外因性経路
- ▶ 肝臓でつくられたVLDLが全身に脂質を運ぶ内因性経路
- ▶ HDLがコレステロールを回収するコレステロール逆転送系

脂質の代謝は3つのルートで行われる

　脂質が代謝されるしくみは、**外因性経路**、**内因性経路**、**コレステロール逆転送系**の3つに分けられます。

　外因性経路は、食事でとった脂質が取り込まれ、利用されるルートです。摂取した脂質は小腸の**吸収上皮細胞**に吸収（P.14参照）され、そこで**カイロミクロン**（P.86参照）がつくられます。カイロミクロンはリンパ管経由で静脈に入り、全身をめぐりながら、中の**トリグリセライド**から細胞のエネルギー源となる**遊離脂肪酸**を放出します。脂肪酸を放出して小さくなったカイロミクロンは肝臓に取り込まれます。

善玉、悪玉とそれぞれのはたらき

　内因性経路は、肝臓で合成された**リポたんぱく**（P.86参照）が全身に脂肪酸やコレステロールを供給するルートです。肝臓で合成された**VLDL**は血中を流れる間にトリグリセライドから遊離脂肪酸を切り離して放出、徐々に小さくなって**IDL**、**LDL**へと変化します。そしてコレステロールの含有率が高くなった**LDL**は、末梢組織や肝臓にコレステロールを供給します。余分なLDLは血管壁にたまって動脈硬化を起こすため、悪玉と呼ばれています。

　コレステロール逆転送系はリポたんぱくの**HDL**が全身からコレステロールを回収するルートです。HDLは血管に形成された**粥状硬化のプラーク**や末梢の細胞からコレステロールを回収する役割を担っています。HDLは動脈硬化を抑制するはたらきを担うため、善玉と呼ばれています。

メモ

脂質代謝の外因性経路
食べものから吸収した脂質でつくられたカイロミクロンが、血中に入り、遊離脂肪酸を放出、肝臓に回収されて胆汁の成分に利用されるルート。

脂質代謝の内因性経路
肝臓でできたVLDLが全身に遊離脂肪酸やコレステロールを運搬し、IDL、LDLとなって一部が肝臓に戻るルート。

脂質代謝のコレステロール逆転送系
HDLが粥状硬化のプラークや末梢の細胞などからコレステロールを回収し、回収したコレステロールをVLDLなどに転送するルート。

LDLとHDLの中のコレステロール
中のコレステロール自体には違いはない。リポたんぱくのはたらきとして、動脈硬化の促進につながるため人体にとって望ましくないLDLを悪玉、動脈硬化を抑制してくれるHDLを善玉と呼んでいる。

● 外因性経路：カイロミクロンの代謝 ●

食事でとった脂質は小腸の吸収上皮細胞に吸収され、ここでカイロミクロンができる。カイロミクロンはリンパ管経由で静脈に入り、全身の細胞に遊離脂肪酸を提供する。

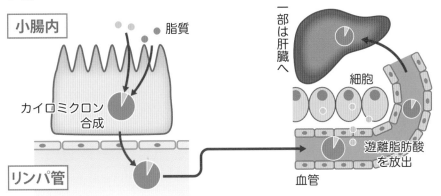

小腸内

脂質

カイロミクロン
合成

リンパ管

一部は肝臓へ

細胞

遊離脂肪酸
を放出

血管

● 内因性経路とコレステロール逆転送系 ●

肝臓でつくられた VLDL は、遊離脂肪酸を放出しながら IDL、LDL へと変化する。LDL はコレステロールを放出して粥状動脈硬化を促進する。HDL はコレステロールを回収し、VLDL などへコレステロールを転送する。

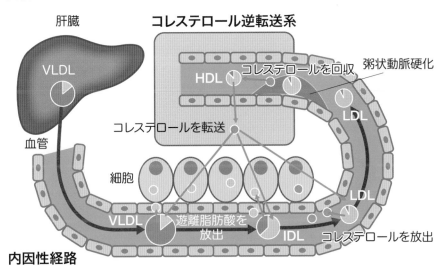

肝臓

コレステロール逆転送系

VLDL

HDL　コレステロールを回収

粥状動脈硬化

LDL

コレステロールを転送

血管

細胞

VLDL　遊離脂肪酸を
放出

IDL

LDL

コレステロールを放出

内因性経路

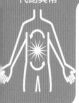

脂質異常症

▶ LDLとトリグリセライドの高値とHDLの低値が脂質異常症
▶ 無症状のうちに動脈硬化が進行して脳梗塞などを発症する
▶ 家族性などの原発性と、ほかの病気にともなう続発性がある

悪玉が多いか善玉が少ないか、またはその両方か

　血中の脂質のうち、全身にコレステロールを供給するLDL（P.88参照）、あるいはトリグリセライド（P.84参照）が多すぎるか、または全身からコレステロールを回収してくれるHDL（P.88参照）が少なすぎる状態を、脂質異常症といいます。

　最近、診断基準にnon-HDLコレステロールという項目が加わりました。これは総コレステロールからHDLコレステロールを引いたもので、動脈硬化を促進する作用をもつリポたんぱく（LDLも含む）の総和です。

　脂質異常症があるだけでは自覚症状はありません。しかし気づかないうちに動脈硬化（P.92参照）が進行し、最終的に脳梗塞や心筋梗塞などの命にかかわる病気を発症してしまうので、早期発見、早期治療が重要です。

生活習慣が原因のものと生活習慣には関係ないもの

　脂質異常症は原因によって原発性と続発性（二次性）に分けられます。原発性は、遺伝子の異常によるものや、家族性に発症しているもの、原因不明のものがあり、生活習慣が悪くなくても発症しますが、食べすぎ、運動不足、喫煙などの悪い生活習慣も関係します。続発性は、糖尿病、甲状腺機能低下症などほかの病気によって引き起こされているもの、薬物の副作用などがあります。

　原因が何であれ、血中脂質の異常の改善には、食事療法や運動療法、薬物治療などの治療が必要です。また定期的に動脈硬化の進行状況を検査することも大切です。

試験に出る語句

脂質異常症
血中LDLやトリグリセライドの高値、またはHDLの低値を示すもの。放置すると動脈硬化が進む。

キーワード

原発性
ほかの病気などによって引き起こされているのではなく、臓器や機能自体の問題で発症するもの、または原因不明のもの。
続発性
ほかの病気や要因の結果として、ある病気や症状が現れているもの。原因となっている病気や要因が解決すれば、改善する。

メモ

LDLコレステロール、HDLコレステロール
LDLやHDLはリポたんぱくの種類。LDLコレステロールやHDLコレステロールは、比重の差により分類される。
脂質異常症と高脂血症
脂質異常症は以前は高脂血症と呼ばれていたが、HDLは低値だと問題なので、「高」という名称では誤解を生じる。そこで、脂質異常症と呼ばれるようになった。

● 脂質異常症の診断基準とは ●

高LDLコレステロール血症、高トリグリセライド血症、低HDLコレステロール血症のいずれかに該当するものを脂質異常症とする。

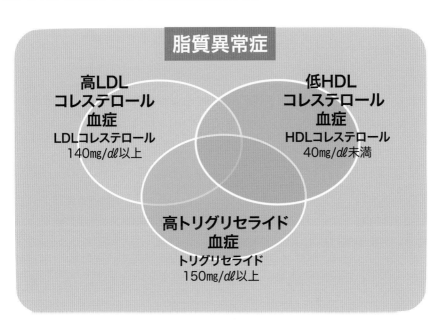

脂質異常症

高LDL
コレステロール
血症
LDLコレステロール
140mg/dl以上

低HDL
コレステロール
血症
HDLコレステロール
40mg/dl未満

高トリグリセライド
血症
トリグリセライド
150mg/dl以上

● 脂質異常症の原因 ●

脂質異常症は、遺伝子異常や家族性のもの、生活習慣が関係する原発性と、糖尿病や甲状腺などの病気、または薬の副作用などによる続発性（二次性）に分けられる。

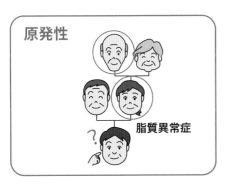

原発性

脂質異常症

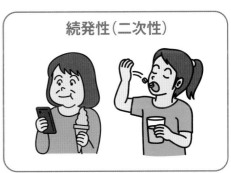

続発性（二次性）

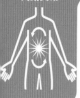

脂質異常症と動脈硬化

ポイント
▶ LDLが増えて血管壁に入り込むとマクロファージが貪食する
▶ 粥状動脈硬化では血管壁にドロドロのプラークがたまる
▶ HDLが少ないとコレステロールを十分に回収できない

血管を狭めたり詰まらせたりする

　脂質異常症は粥状動脈硬化（アテローム硬化、P.60参照）と呼ばれる動脈硬化を引き起こします。早期から血管の内膜の中にドロドロとした**プラーク**がたまり、プラークが破裂すると**血栓**ができ、そこが詰まると、先のほうに血液が届かなくなって組織がダメージを受けます。このようにして起こるのが**脳梗塞**や**心筋梗塞**です。また、動脈硬化が進むことにより、血管も細くなり、血流も悪くなります。

LDLが増え、HDLが減るのが原因

　粥状動脈硬化には血中のLDLとHDLがかかわっています。血中にLDLが増えると、血管の内膜にある**内皮細胞**のすきまからLDLが入り込みます。そこでLDLが酸化して変性すると、これを異物とみなした**マクロファージ**が撃退しようとして次々に食べ、**泡沫細胞**と呼ばれる形になって内膜にとどまります。これがたまったのがプラークです。一方、HDLはプラークの余分なコレステロールを抜き取って回収します。そのためHDLが少なくなるとプラークがたまり、動脈硬化が進行してしまうのです。

卵だけが高コレステロールの原因ではない

　「卵は血中コレステロールを上げる」ということは、以前より知られていましたが、動物性の脂（飽和脂肪酸）が血中コレステロールを上昇させることはあまり知られていません。また、食事の影響には著しい個人差があることが明らかになってきました。

試験に出る語句

血栓
血管内にできる血のかたまり。血管を閉塞させる。

キーワード

プラーク
ドロドロしたもののかたまり。動脈硬化の場合は、特に、マクロファージやLDLなどのかたまりを指す。歯垢のかたまりもプラークと呼ばれる。

内皮細胞
血管の一番内側の層を構成する細胞。血管の内膜には内皮細胞がタイルのように1層に並んでいる。

マクロファージ
白血球の仲間。異物とみなしたものをパクパクと食べて処理する。このはたらきを貪食（P.62参照）という。

泡沫細胞
LDLなどの脂質をたくさん取り込んだマクロファージ。中に泡のように脂質が見えることからこう呼ばれる。粥状動脈硬化のプラークにはこれがたくさんみられる。

● 動脈硬化が進むと重篤な病気を起こす ●

脂質異常症があると動脈硬化が進行し、心筋梗塞や脳梗塞などの重篤な病気を引き起こすことがある。

動脈硬化

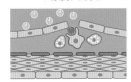

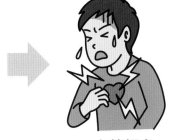
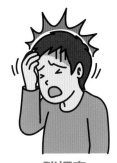

心筋梗塞 　　　　脳梗塞

動脈硬化が進んで動脈の内腔が狭くなる。また、プラークが破裂すると血栓などが詰まり、その先に血液が届かなくなり、組織がダメージを受ける。

● 動脈硬化が進むメカニズム ●

血中に増えたLDLが血管内皮細胞の傷やすき間から内膜に潜り込む。これをマクロファージが貪食し、プラークが形成される。HDLが少ないとLDLのコレステロールが回収されず、動脈硬化がさらに進行する。

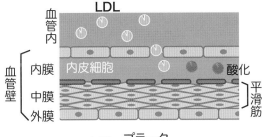

血中に増えたLDLが、血管の内皮細胞の傷やすき間から血管の内膜に入り込む。入り込んだLDLが酸化して変性する。

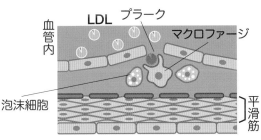

内膜に入り込んで酸化したLDLをマクロファージが貪食し、泡沫細胞になる。内膜に泡沫細胞がたまり、プラークを形成する。これが破裂すると、心筋梗塞、脳梗塞が起こる。

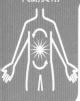

脂質異常症にともなう症状

▶ 血中トリグリセライドの高値で膵炎や肝脾腫が起こることがある
▶ 血中トリグリセライドが高いと発疹性黄色腫が現れることも
▶ 家族性高コレステロール血症では腱などに黄色腫ができる

高トリグリセライド血症で膵炎や肝脾腫を起こす

　脂質異常症があっても、それだけでは自覚症状は現れません。しかし長くその状態が続いていると、前項の粥状動脈硬化のほか、さまざまな症状や病気が現れてくることがあります。

　血中トリグリセライドが高い、つまり脂質異常症の人にときにみられるのが、膵炎や肝脾腫です。膵炎は血中トリグリセライドが極端に高い人に多く、突然の腹痛で発症しますが、発症のメカニズムはよくわかっていません。肝脾腫とは、肝臓と脾臓が腫れるという意味で、このメカニズムもはっきりわかっていませんが、トリグリセライドを多く含むリポたんぱくのカイロミクロン（P.86参照）が肝臓や脾臓にたまってしまうのが原因と考えられています。

　また血中のトリグリセライドが多い場合、肘やお尻、膝などに発疹性黄色腫と呼ばれる大きなニキビのような発疹が現れることがあります。

高コレステロール血症に特徴的な症状

　原発性脂質異常症の代表的な病気である家族性高コレステロール血症では、コレステロールがからだのあちこちにたまって黄色腫を形成することがあります。特にアキレス腱が分厚くなるアキレス腱黄色腫、肘やお尻などにもりあがったイボのようなものができる結節性黄色腫、目の上まぶたにできる眼瞼黄色腫などが特徴的です。また角膜にコレステロールが沈着して黒目の部分に白い輪が見えるようになる角膜輪が現れることがあります。

試験に出る語句

黄色腫
脂質異常症などで皮膚や腱、眼瞼などにみられるもの。コレステロールなどがたまって黄色がかった腫瘤ができる。特に家族性高コレステロール血症では特徴的。

キーワード

家族性高コレステロール血症
遺伝性の病気。血中コレステロール値が著しく高く、発見して適切な治療をしないと動脈硬化から心筋梗塞などを発症するリスクが高い。

● 血中トリグリセライドが高い人によくみられる症状 ●

血中のカイロミクロンが増え、中のトリグリセライドが増加している人には、膵炎や肝脾腫などの症状が現れることがある。

膵炎

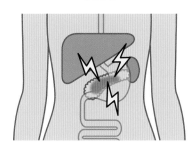

突然激しい腹痛が生じる
血中トリグリセライドが極端に高い人に多い。

肝脾腫

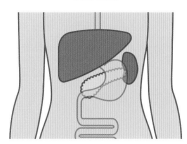

肝臓と脾臓が腫れる
カイロミクロンのうっ滞と蓄積が原因と考えられている。

● 血中コレステロールが高い人によくみられる症状 ●

高コレステロール血症の人には、からだのあちこちに黄色種がみられることがある。腱黄色腫はアキレス腱だけでなく手の腱などにもみられ、家族性高コレステロール血症に特徴的症状である。

アキレス腱黄色腫

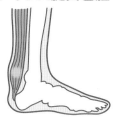

眼瞼黄色腫

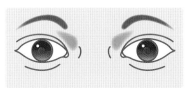

角膜輪

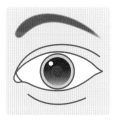

結節性黄色腫

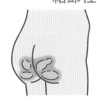

高コレステロール血症があるとからだのあちこちに黄色腫ができることがある。

代謝異常

脂質異常症 の治療① 食事療法・運動療法

ポイント

▶ 脂質異常症の改善には食事の改善が必要
▶ 減塩した伝統的日本食（和食）が動脈硬化の改善に効果がある
▶ 適度な有酸素運動を続けることがトリグリセライド値改善につながる

生活習慣を整えてコツコツ治す

　脂質異常症の治療は、生活習慣の改善と薬物治療（P.98参照）が基本です。特に、高トリグリセライド血症（P.90参照）で食べすぎや運動不足などが発症要因になっている場合は、生活習慣の改善が必要です。また生活習慣の改善は、脂質異常症だけでなく、脂質異常症と合併しがちな糖尿病や高血圧、メタボリックシンドローム（P.100参照）などの病気や、そこから発症する動脈硬化性の病気を、予防・改善することにもつながります。生活習慣改善のポイントは、禁煙、食事の改善、適度な運動を行う習慣、節酒などです。

伝統的日本食（和食）を見直そう

　食事療法については伝統的日本食（和食）が推奨されています。伝統的な日本食とは、魚、野菜、大豆、海藻やきのこなどを素材に多く使い、雑穀や未精製の穀物を良くとる習慣のことです。肉の脂身やバターなどの動物性脂肪が少ないのも特徴です。ただし日本食は塩分が多い傾向があるので、薄味にする必要があります。また病状や動脈硬化の進行度などによっては摂取エネルギーや脂質のとりかたなどを調整する必要があるので、医師や管理栄養士などと相談しながら実践することが大切です。

　運動療法は、有酸素運動の継続が動脈硬化予防に効果的です。できれば毎日30分以上（最低でも週３日）は運動をする習慣をつけます。ただし動脈硬化による心疾患や関節の痛みなどの問題を抱えている人は、激しい運動は禁物です。

試験に出る語句

メタボリックシンドローム
内臓脂肪の蓄積をベースに、脂質異常や高血圧、耐糖能異常などが複合的にかかわって動脈硬化のリスクが高まっている状態のこと。

キーワード

伝統的日本食（和食）
魚、野菜や海藻、きのこなどを多く使い、低カロリー、低動物性脂肪、高食物繊維などの特徴をもつ。食べ応えのある食品が多く、よく噛む必要があるため、食べすぎを防ぐ効果もある。ただし塩分が多い傾向があるので注意が必要。

メモ

動物性脂肪
肉の脂身やバターなどの乳脂肪などを指す。脂肪酸の炭素鎖が水素で飽和されている飽和脂肪酸が多い。飽和脂肪酸は動脈硬化やそれにともなう心臓・血管系の病気のリスクを高め、インスリン抵抗性を高めるといわれる。

● 脂質異常症の食事療法の基本 ●

脂質異常症の食事療法では、カロリーは控えめに、動物性脂質は少なく、野菜や海藻、きのこをたっぷり、大豆製品を十分にとり、塩分控えめがポイント。よく噛んでゆっくり食べることも大切である。

伝統的日本食（和食）をお手本に

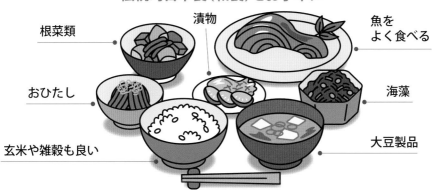

根菜類 ・ 漬物 ・ 魚をよく食べる ・ おひたし ・ 海藻 ・ 玄米や雑穀も良い ・ 大豆製品

魚や大豆製品、野菜、海藻などをよく食べる伝統的日本食（和食）は脂質異常症や動脈硬化予防の食事療法に適している。ただし日本食（和食）は塩分が多いので塩分を控えることが大切。

● 脂質異常症改善のための生活習慣 ●

脂質異常症の改善には、禁煙や適度な運動なども欠かせない。これらは脂質異常症に合併しがちな高血圧や糖尿病、高尿酸血症の予防や改善にも効果がある。

禁煙	節酒	規則正しい食事	適度な運動
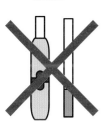	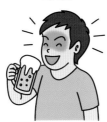	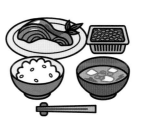	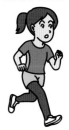
加熱式たばこも禁煙する。	お酒は少量に。休肝日をもうける。	3食欠かさず規則正しく食事をする。	できれば毎日30分以上、よくからだを動かす。

脂質異常症の治療② 薬物療法

ポイント

▶ 合成を抑制し、分解を促進してトリグリセライドを下げる
▶ 腸での吸収や肝臓での合成を抑えてコレステロールを下げる
▶ 肝臓にコレステロールを取り込ませて血中の量を減らす

血中のトリグリセライドを減らす薬

脂質異常症の治療薬には、血中のトリグリセライドを下げるものとLDL-コレステロールを下げるものがあります。

血中のトリグリセライドが高い場合は、トリグリセライドの合成を抑え、分解を促進する薬を使います。たとえばフィブラート系薬剤は、肝臓でのトリグリセライドの合成を抑え、血中のリポたんぱく中のトリグリセライドの分解を促進し、遊離脂肪酸の放出を促すことで血中のトリグリセライドを下げます。また、青魚などに多く含まれ、血中脂質を下げる作用があるDHAやEPAなどのオメガ-3系多価不飽和脂肪酸も使われます。ニコチン酸誘導体は、脂肪組織での脂肪の分解を抑えるなどの作用をもっています。

血中のコレステロールを減らす薬

血中のコレステロールが高い場合には、小腸でコレステロールが吸収されるのを抑える薬や、肝臓でコレステロールの合成を抑制する薬、LDLを肝臓に取り込むはたらきを促して血中のLDLを減らす薬などを使います。

小腸でのコレステロールの吸収を抑える薬には、エゼチニブやレジンという薬があります。肝臓でコレステロールの合成を抑制する薬には、スタチンやプロブコールといった薬があります。また、スタチン、エゼチニブ、レジン、PCSK9阻害薬などは、血中のLDLを肝臓に取り込むはたらきを促します。プロブコールには、肝臓で胆汁がつくられるときにコレステロールをその成分として排泄するのを促して血中のコレステロールを下げる作用もあります。

試験に出る語句

オメガ-3系多価不飽和脂肪酸
脂肪酸の炭素鎖の炭素どうしの結合に二重結合があるものを不飽和脂肪酸といい、二重結合が2個以上のものを多価不飽和脂肪酸という。オメガ-3、オメガ-6などは分子構造の違いによるもの。

キーワード

PCSK9
肝臓でつくられる酵素で、肝臓にLDLを取り込むのに必要なLDL受容体の分解を促進するはたらきがある。これを阻害すると、肝臓へのLDLの取り込みが促進され、血中のLDLが下がる。

● 血中のトリグリセライドを下げる薬 ●

肝臓での合成を阻害する薬や、血中のリポたんぱく中のトリグリセライドを分解して遊離脂肪酸を放出するのを促進する薬などがある。

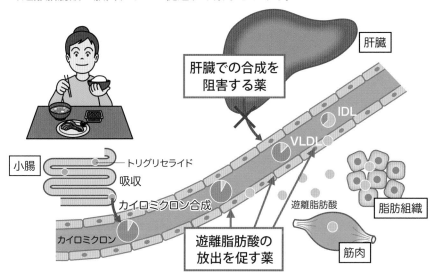

● 血中のコレステロールを下げる薬 ●

小腸での吸収を阻害する薬や肝臓での合成を阻害する薬、胆汁へ排泄を促す薬、LDLの肝臓への取り込みを促す薬などがある。

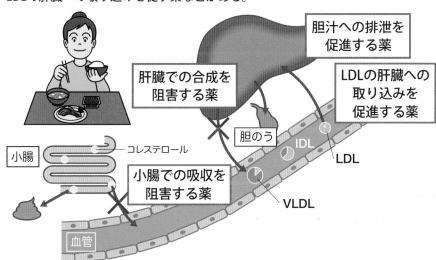

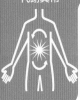

メタボリックシンドロームとは

- ▶ 放置すると脳梗塞や心筋梗塞を引き起こすリスクが高い
- ▶ 糖尿病や高血圧などを併発しやすいのは内臓脂肪型肥満
- ▶ 複数のリスクが動脈硬化進行を増幅させる

内臓脂肪型肥満がベースになっている病気

メタボリックシンドロームとは、内臓脂肪の蓄積をベースに、脂質異常症や糖尿病（予備軍）、高血圧といった、動脈硬化を引き起こす病気が複数合併している状態のことです。糖尿病などの病気は、以前は別々のものとして扱われていました。

しかしこれらの病気は、内臓脂肪蓄積によるインスリン抵抗性（P.42参照）が共通の原因となっていることが多く、複数の病気の合併が、脳梗塞、心筋梗塞など動脈硬化発症リスクを増幅することが明らかになってきました。治療に関しても、複数の病気に対して同時に行う必要があり、心血管病の危険因子が集積した状態を「メタボリックシンドローム」と呼ぶことになったのです。

診断にはまず腹囲を計測する

メタボリックシンドロームは、以下の項目の数値から診断されます。まず腹囲を計測し、男性は85cm以上、女性は90cm以上を、内臓脂肪が過剰に蓄積している状態と判定します。そのうえで、空腹時血糖値の高値、血中脂質の異常、高血圧のそれぞれの基準のうち2つ以上該当した場合に、メタボリックシンドロームと診断します。

メタボリックシンドロームを診断する目的は、将来、動脈硬化が進んで脳梗塞や心筋梗塞を起こしてしまうのを未然に防ぐことです。特定健診などでメタボリックシンドロームを指摘されたら、放置せず、自覚症状がなくても必ず病院を受診し、何らかの治療を開始してください。

試験に出る語句

メタボリックシンドローム
内臓脂肪型肥満に糖尿病（予備軍）、高血圧、脂質異常症などの複数の病気が合併しているもの。動脈硬化の進行を増幅させ、脳梗塞や心筋梗塞を引き起こすリスクを上昇させる。

キーワード

メタボリック
「代謝の」という意味。
シンドローム
症候群。同時に起こっている一連の症候のこと。
特定健診
自治体が40歳～74歳の国民健康保険加入者を対象に行う健康診断。生活習慣病の可能性がある場合は特定保健指導を受けることができる。

● メタボリックシンドロームの概念 ●

内臓脂肪型肥満があり、脂質異常症や糖尿病（予備軍）、高血圧などを合併していると、リスクが増幅され動脈硬化を引き起こし、最終的には脳梗塞や心筋梗塞などの重篤な病気を発症する可能性がある。

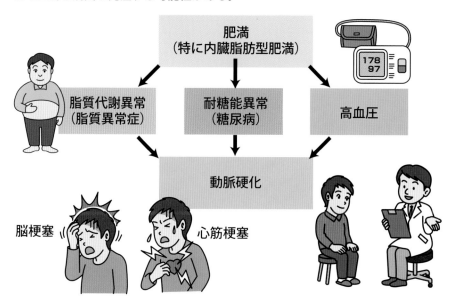

● 日本人のメタボリックシンドロームの診断基準 ●

腹囲の測定で内臓脂肪が蓄積していると判断された人について、高血糖、脂質異常、高血圧のうち2つ以上合併している場合にメタボリックシンドロームと診断される。

■必須条件

内臓脂肪蓄積 （腹部肥満）	ウエスト周囲長*	男性　85cm≦ 女性　90cm≦

■下のうち2項目以上を満たす（男女とも） 　　*ウエスト周囲長：立位、軽呼吸時に臍部で測定

糖代謝異常	空腹時血糖：≧110mg/dl	
血清脂質異常	脂質：	トリグリセライド（TG）≧150mg/dlかつ／またはHDLコレステロール＜40mg/dl
血圧高値	血圧：	収縮期血圧≧130mg/dlかつ／または拡張期血圧≧85mg/dl

代謝異常

メタボリックシンドロームと動脈硬化の進行

ポイント
▶ 脂肪細胞が出すアディポカインには善玉と悪玉がある
▶ 内臓脂肪からは悪玉が多く出るが善玉は少ない
▶ 悪玉アディポカインが動脈硬化を促進する

内臓脂肪が出す悪玉アディポカインのしわざ

　メタボリックシンドロームの問題は、自覚症状がないままに、全身の血管に動脈硬化（P.92参照）が進行してしまうことです。この問題には、たまった内臓脂肪から出る**アディポカイン**が関係しています。

　アディポカインは脂肪細胞が出す**生理活性物質**で、動脈硬化を促進する作用をもつ悪玉と、動脈硬化を抑制する作用をもつ善玉があります。体脂肪には**皮下脂肪**と**内臓脂肪**があり、どちらの脂肪細胞からも悪玉と善玉のアディポカインが分泌されますが、内臓脂肪は悪玉を多く分泌する性質をもっています。そのため内臓脂肪が増えると動脈硬化が進行してしまうのです。

善玉と悪玉のアディポカインの作用

　善玉アディポカインの、**レプチン**は食欲を抑え、**アディポネクチン**は動脈硬化を抑制してくれます。悪玉の、**TNF-α**や**レジスチン**は**インスリン抵抗性**（P.42参照）を高め、**PAI-1**は**血栓**の形成を促し、**アンジオテンシノーゲン**は活性化すると血圧を上げます。

　悪玉の作用でインスリン抵抗性が高まると、高血糖状態が続いて、血管が傷んでいきます。善玉のアディポネクチンは、インスリン抵抗性を改善し、動脈硬化を防ぐはたらきがあります。

　また、悪玉アディポカインによる血圧の上昇や血栓の形成は、動脈硬化やそこに血栓が詰まるのを促進し、**脳梗塞**、**心筋梗塞**のリスクを高めてしまうのです。

試験に出る語句

アディポカイン
脂肪細胞が出す生理活性物質。免疫調節と関係のない生理活性物質も含む名称。ホルモンのような作用をする。人体に有益な善玉と害を及ぼす悪玉がある。特に内臓脂肪からは悪玉が多く分泌される。

メモ

アディポ
「脂肪の」という意味。

● 脂肪細胞が出すアディポカイン ●

脂肪細胞が出す生理活性物質をアディポカインという。アディポカインには人体に有益な善玉と害をもたらす悪玉がある。

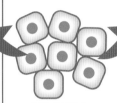

善玉アディポカイン

レプチン
・食欲を抑える
・脂肪の分解を促進

アディポネクチン
・炎症を抑える
・インスリン抵抗性を改善し、抗糖尿病作用を有する
・善玉（HDL）コレステロールを上げ、抗動脈硬化作用を有する

脂肪細胞

悪玉アディポカイン

TNF-α
・インスリン抵抗性を高める
・血管壁に炎症を起こす

PAI-1
・血栓の形成

アンジオテンシノーゲン
・血圧上昇

レジスチン
・インスリン抵抗性を高める　　　　など

● 悪玉アディポカインを多く出す内臓脂肪 ●

内臓脂肪の脂肪細胞からは悪玉アディポカインが多く分泌されるため、その作用で動脈硬化が進行してしまう。

皮下脂肪型肥満

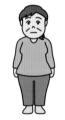
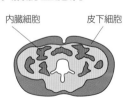

内臓細胞　　皮下細胞

皮下脂肪からは
悪玉アディポカイン
分泌が少ない。

内臓脂肪型肥満（メタボ）

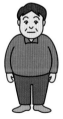
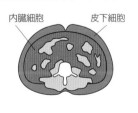

内臓細胞　　皮下細胞

内臓脂肪からは
悪玉アディポカイン
が多く出る。

メタボリックシンドロームの改善と予防

- ▶ 内臓脂肪をためず、かつ、たまった内臓脂肪は減らす
- ▶ 適正なエネルギーで栄養バランスのとれた食事を心がける
- ▶ 運動は内臓脂肪蓄積の予防と改善に非常に効果的

食べすぎ、早食い、欠食は肥満の大敵

　メタボリックシンドロームは、脂質異常症や糖尿病などを発症したり動脈硬化が進んだりしてしまう前に生活習慣を改善すれば、進行を抑えることも十分に可能な病気です。ポイントは、内臓脂肪がたまらないようにすることと、たまった内臓脂肪を減らすこと。そのためには、どの生活習慣病にも共通の、健康的な食事と適度な運動をする習慣を身につけることが大切です。

　食事については、適正な摂取エネルギー量で栄養バランスの良い献立にすること、3食規則的に食べること、早食いをせずよく噛んでゆっくり食べることが大切です。

内臓脂肪は運動によって減りやすい

　特に、運動は重要です。運動によって体脂肪が減る場合、皮下脂肪よりも内臓脂肪のほうが減らしやすいからです。ある程度の時間続けられる有酸素運動を中心に、筋肉量を増やして基礎代謝を上げるためレジスタンス運動もあわせて行います。また、運動は、インスリン抵抗性を下げる効果もあり、動脈硬化の予防に役立ちます。

　ただし、週末にみっちり何時間も運動したとしても、平日を座りっぱなしで過ごすような生活をしていると、思ったほどの効果は得られないことがわかっています。運動をしない日が2日以上続かないようにしましょう。むしろ日頃の仕事や家事の中で常によく動くようにすることが大切で、そのうえでリフレッシュや仲間との交流も兼ねて定期的にスポーツを楽しむのが理想的な運動習慣といえます。

試験に出る語句

有酸素運動
軽度から中等度の強度で、呼吸を行いながら一定以上の時間続けられる運動。酸素を使ったエネルギー代謝によって行われる。ウォーキング、ジョギング、水泳、サイクリングなど。

レジスタンス運動
自重、ダンベル、ゴムチューブ、トレーニングマシンなどで筋肉に負荷をかけて行う運動。筋力トレーニング。筋力の強化、筋肉量の維持、基礎代謝の維持が期待できる。

メモ

座りっぱなしの害
座っている状態を座位行動という。たまに運動をしても、日常生活の中で長く座位行動をとっていると心血管系疾患のリスクが上がるため、座位行動を少なくすることが大切であるとされる。

● 食事療法のポイント ●

生活習慣病の予防・改善のためには、健康的な食事が欠かせない。適正なエネルギー量で栄養バランスの良い食事をとることは、どんな生活習慣病の予防にも必要なことである。

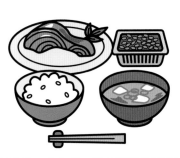

適正なエネルギー量で栄養のバランスが良い食事を。塩分は控えめに。

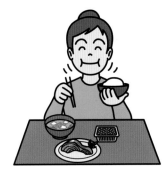

3食規則的に、欠食しない。早食いはせず、よく噛んで。

● 運動療法のポイント ●

内臓脂肪は運動によって減りやすい。たまに激しい運動をするよりも、毎日の生活の中で積極的に動くようにすることが大切である。

有酸素運動＋レジスタンス運動

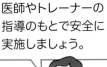

医師やトレーナーの指導のもとで安全に実施しましょう。

内臓脂肪は運動によって減りやすい

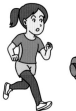

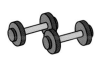

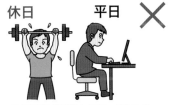

休日だけ運動しても、ほかの日が座りっぱなしではダメ

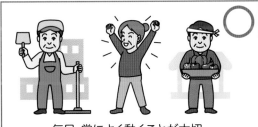

毎日、常によく動くことが大切

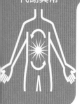

代謝異常

高齢者の低栄養とフレイル

ポイント
▶ 加齢ともなう全身の機能低下による症状、徴候を老年症候群という
▶ 老年症候群で注目されるフレイルは健康と要介護状態の中間
▶ フレイルは適切な介入・支援で元気な状態に回復できる

要介護状態に発展する可能性も

　高齢者の場合、肥満（ひまん）よりも痩せのほうが問題になる場合があります。加齢にともなって活動量が減り、味覚（みかく）や嚥下（えんげ）機能（きのう）、消化機能などの低下もあいまって食が細くなると、低栄養状態（ていえいようじょうたい）になります。また高齢者の低栄養には、足腰が弱って買い物に行けない、料理ができない、またはしてくれる人がいない、経済的な困窮、認知機能の低下などさまざまな要因がかかわっています。そして低栄養は筋肉量の減少をまねき、日々の活動量を減らしてさらに低栄養と筋力低下を助長します。高齢者の低栄養は、将来、要介護状態（ようかいごじょうたい）になるリスクを高めます。要介護状態やその前段階の状態を、老年症候群（ろうねんしょうこうぐん）といいます。

体重減少や活動量の低下がみられるフレイル

　老年症候群として注目されているのは、フレイルとサルコペニア（P.108参照）です。フレイルは、虚弱（きょじゃく）や脆弱（ぜいじゃく）といった意味のFrailtyが語源で、加齢によって心身が衰え、弱くなった状態のことです。身体的、精神・心理的、社会的の3つの側面があり、複雑にからみ合っています。診断基準ははっきり決まっていませんが、体重減少や筋力低下などいくつかの基準があり、総合的に診断されます。

　フレイルは、元気な人と要介護状態の人との中間です。何も対処しないでいればやがて要介護状態に陥りますが、適切に支援すれば元気な状態に回復することもできます。その人のフレイルの要因を見極め、身体的、精神的、社会的に、多面的かつ積極的な支援を行うことが大切です。

試験に出る語句

老年症候群
加齢による心身機能低下で起こる症状・徴候の総称。フレイルやサルコペニアがこれに含まれる。

フレイル
高齢者が虚弱、脆弱になった状態のこと。対処しなければ要介護状態になりうる。身体的フレイル（P.108参照）、精神・心理的フレイル、社会的フレイルの側面をもつ。

キーワード

Frailty
虚弱、脆弱といった意味の言葉。フレイルティと読む。

● フレイルとは ●

フレイルは、健康な状態と要介護状態の中間の状態。虚弱、脆弱という意味で、何もしないでいるとやがて要介護状態に陥る可能性が高いが、適切な介入・支援によって回復する可能性もある。

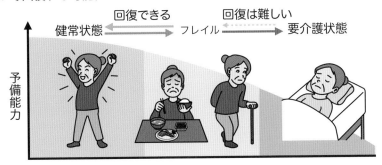

身体的フレイル

フレイルの概念

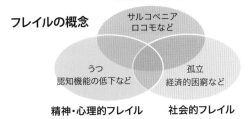

精神・心理的フレイル　　社会的フレイル

フレイルには身体的な側面だけでなく、精神・心理的側面と社会的側面があり、それらは相互に関係して状態を悪化させる。

● フレイルの診断基準 ●

フレイルの診断基準やチェックリストにはいくつかのものがあるが、日本では下記の診断基準が使われることが多い。

表　改訂日本版CHS基準（改訂J-CHS基準）

項目	評価基準
体重減少	6か月で、2kg以上の体重減少
筋力低下	握力：男性＜28kg、女性＜18kg
疲労感	ここ2週間、わけもなく疲れたような感じがする
歩行速度	通常歩行速度　＜1.0m／秒
身体活動	①軽い運動、体操をしていますか？ ②定期的な運動・スポーツをしていますか？ 上記の2つのいずれも「週に1回もしていない」と回答

3項目以上に該当：フレイル　1〜2項目に該当：プレフレイル　該当なし：ロバスト（健常）
(Satake S,et al. Geriatr Gerontol In.t 2020;20(10):992-993.)

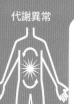

代謝異常

サルコペニアとロコモティブシンドローム

ポイント

▶ サルコペニアとは加齢疾患により筋量と筋力低下が起こること
▶ サルコペニアによりロコモティブシンドロームへ進行
▶ 誰でもどこでも、簡単にサルコペニアの疑いを発見できる方法がある

老年症候群やロコモに含まれるサルコペニア

前項の老年症候群に含まれるものに、サルコペニアがあります。サルコペニアは骨格筋量（こっかくきんりょう）が低下し、その結果、筋力や運動機能が著しく低下した状態のことです。痩せていても、アクティブで筋肉量が維持されていればサルコペニアではありません。その一方で、体格は肥満でも筋肉量が低下しているサルコペニア肥満も存在します。筋肉や骨、関節といった運動器に、痛みや変形、機能低下などがあり、立つ、歩くといった移動機能が低下している状態を、ロコモティブシンドローム（通称ロコモ）といいます。ロコモの状態が悪化していくと、将来、要介護状態に陥る可能性があります。サルコペニアがあるとロコモに発展する可能性があります。また、サルコペニアがあると、フレイルのうち、身体的フレイルの要因のひとつに位置づけられます。

早期に発見し、適切な介入で進行を食い止める

サルコペニアは、少しずつ進むため、自分も家族も気づきにくく、また足腰が弱ってきても歳だからしかたないとそのままにしていることも少なくありません。しかしサルコペニアは、早期に発見し、進行を食い止め、回復をはかることが大切なのです。診断には、設備の整った医療機関などで検査する方法もありますが、これは多くの高齢者にとって実行しやすいものとはいえません。そこで、簡単にサルコペニアの可能性を発見できる「握力テスト」「指輪っかテスト」「歩行速度のテスト」を紹介します。特に「指輪っかテスト」は、簡単で有用な検査方法です。

試験に出る語句

サルコペニア
骨格筋量が低下し、それによる筋力低下が認められる状態。歩行などの運動機能の低下が起こりやすい。身体的フレイルの要因であり、ロコモティブシンドロームに発展しやすい。

サルコペニア肥満
体重は重いが、骨格筋量が少なく、身体能力の低下がみられる状態。

ロコモティブシンドローム
骨や関節、筋肉などの運動器に痛みや変形などの問題があり、歩行などの移動機能が低下している状態。要介護状態に陥るリスクが高い。

メモ

サルコペニアの診断基準
ヨーロッパのワーキンググループ（EWGSOP）の基準をもとに、アジアのワーキンググループ（AWGS）が、アジア人の基準をつくっている。握力、筋肉量の基準が異なる。

● サルコペニアとロコモティブシンドローム ●

ロコモティブシンドロームは、運動器の障害によって立つ、歩くなどの行動が大変になった状態、サルコペニアは骨格筋量の低下があり、筋力低下や身体能力の低下がみとめられる状態である。

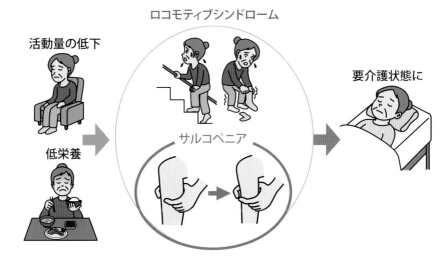

ロコモティブシンドローム

活動量の低下

低栄養

サルコペニア

要介護状態に

● サルコペニアの簡単なチェック方法 ●

サルコペニアは腕や脚の筋量の低下と歩く速さの低下、握力の低下がある場合に診断される。簡単にその可能性をチェックする方法がある。特に両手でふくらはぎの一番太い部分をチェックする「指輪っかテスト」は簡単かつ有用である。

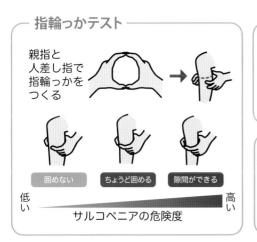

指輪っかテスト

親指と人差し指で指輪っかをつくる

囲めない　ちょうど囲める　隙間ができる

低い　サルコペニアの危険度　高い

握力テスト

男性28kg未満
女性18kg未満
はサルコペニアの可能性あり

歩行速度のテスト

青信号でわたりきれない場合はサルコペニアの可能性あり

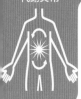

代謝異常

尿酸代謝のしくみ

ポイント
▶ 尿酸は、核酸などの成分であるプリン体の代謝産物
▶ プリン体は食べものから摂取され、肝臓でも合成される
▶ 体内には一定量の尿酸がプールされている

核酸などのプリン体が代謝された物質

　尿酸は、**プリン体**という物質の代謝産物です。プリン体は細胞核の核酸（DNAやRNA）の成分で、体内にはからだのエネルギーの供給源となる物質（ATPやGTP）としても存在しています。プリン体は食べものから摂取するだけでなく肝臓でも合成されていて、核酸やエネルギーの供給源の合成に使われます。一方で、一部のプリン体は肝臓で代謝されて尿酸になり、尿や便として排泄されています。

水に溶けにくく、過剰になると結晶をつくる

　尿酸と聞くと、**痛風**を起こすやっかいな物質というイメージをもつ人も少なくないでしょう。やっかいな物質なのだから体内でできた尿酸は全部排泄されるはず、と思うかもしれませんが、実際は違います。体内には常に1200mg程度の尿酸が存在していて（**尿酸プール**という）、食事からの摂取と肝臓での合成で１日約700mg、また、それと同量が排泄されています。つまり、尿酸プールの量は維持されているといわれているのです。なぜ体内に尿酸がプールされているのかは明確ではありませんが、尿酸には抗酸化作用があり、これが関係しているのかもしれません。

　尿酸はやや水に溶けにくい性質をもっています。酸性の物質なので酸性の溶液にはさらに溶けにくくなります。そのため血中や尿中の**尿酸濃度**が高くなりすぎたり、尿のpHが酸性にかたむいたりすると、溶けきれない尿酸が血中や尿中で結晶をつくります。その結果引き起こされるのが痛風発作（P.114参照）や**尿路結石**です。

（P.114参照）

試験に出る語句

尿酸
プリン体が代謝されてできる物質。やや水に溶けにくく、酸性の物質なので酸性の溶液にはさらに溶けにくい。体内では抗酸化作用があるとされる。

プリン体
プリン塩基という構造をもつ有機物の総称。人体ではDNA、RNAといった核酸の成分（アデニン、グアニン）や、ATP（アデノシン三リン酸）の成分（プリンヌクレオチド）などがプリン体。代謝されると尿酸になる。

核酸
細胞の遺伝情報を記録し、伝達する物質。デオキシリボ核酸（DNA）とリボ核酸（RNA）がある。構成する塩基にプリン塩基（アデニン、グアニン）とピリミジン塩基（シトシン、チミン、ウラシル）がある。

キーワード

尿酸プール
体内に常に一定量の尿酸が存在していること。食べもので摂取した分と肝臓で合成された分の合計と同等の量が、尿や便として排泄されていて、尿酸プールの総量が維持されている。

●プリン体とは●

プリン塩基をもつ物質をプリン体という。DNAやRNAの核酸や、エネルギー源となるATPに含まれる。代謝されると尿酸になる。

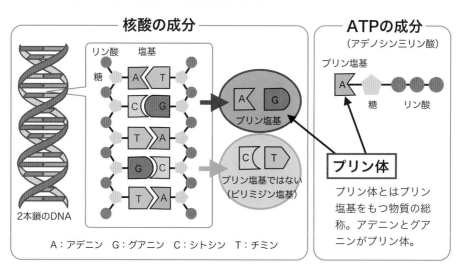

●尿酸の代謝と尿酸プール●

プリン体は食べものから摂取するものと肝臓で生成されるものがある。プリン体の代謝産物の尿酸は、体内に一定量がプールされていて、供給と排泄のバランスが取れている。

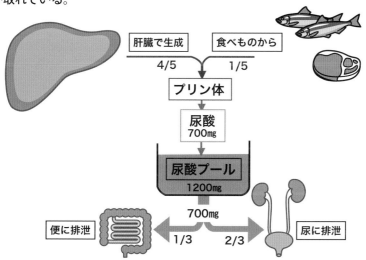

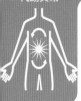

高尿酸血症の原因

ポイント
- ▶ 尿酸が過剰に生成されると血中尿酸値が上がる
- ▶ 尿酸の排泄がうまくいかないと血中尿酸値が上がる
- ▶ 尿酸の過剰な生成と排泄の低下が合併することも多い

尿酸の生成が過剰になる原因

尿酸の代謝に異常が起こり、血中の尿酸濃度が異常に高くなった状態を高尿酸血症といいます。高尿酸血症になるのは、尿酸が過剰につくられてしまっているか、尿酸がうまく排泄できないか、またはその両方が原因です。

尿酸が過剰につくられる原因には、プリン体を代謝する酵素の異常、何らかの原因で体内で細胞が大量に壊れる病気（溶血性貧血などの血液の病気、腫瘍の細胞が壊れる腫瘍崩壊症候群、筋肉に炎症が起こるミオパチーなど）や、ある種の薬剤の影響、プリン体を含む食品のとりすぎなどがあり、原因不明の場合もあります。

尿酸の排泄が滞る原因

尿酸をうまく排泄できない原因には、腎不全などによる腎機能低下、脱水などで循環血液量が減少し腎臓で尿をつくるために必要な量の血液が流れてこない場合、何らかの病気により血液が酸性にかたむいているとき、腸管での尿酸排泄低下、薬剤の影響などがあります。

食べすぎやアルコールの過剰摂取、激しい運動のしすぎなどでも血中の尿酸値が上昇します。これらには尿酸の過剰な生成と排泄の低下の両方がからんでいます。

試験に出る語句

高尿酸血症
血中尿酸の数値が7.0mg/dℓを超えたもの。尿酸の過剰な生成と排泄の低下が原因。痛風を発症することがある。

キーワード

循環血液量
からだを循環している血液の量のこと。脱水や大出血などで低下する。循環血液量が減少すると血圧が低下し、腎血流量が低下する。

ビールをプリン体ゼロのお酒にすれば大丈夫?

いつものビールをプリン体ゼロのお酒に代えただけでは、プリン体の摂取量はそれほど減りません。プリン体はさまざまな食品に含まれているので、毎日の食事の中で常にプリン体の多い食品に注意しなければいけないのです。医師や栄養士と相談しながら、自分の尿酸値や食生活にあった食事療法を実践しましょう。

● 尿酸が過剰にできてしまう要因 ●

血中の尿酸値が増える原因のうち尿酸が過剰に生成されるものには、プリン体を代謝する酵素の異常、溶血性貧血や腫瘍崩壊症候群などで大量に細胞が壊れて核酸が放出されたとき、プリン体が多い食品のとりすぎなどがある。

プリン体の代謝酵素の異常

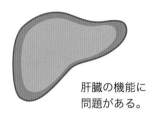

肝臓の機能に問題がある。

溶血性貧血や腫瘍崩壊症候群など

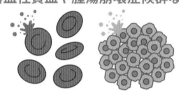

細胞が壊れて起こる血液の病気や腫瘍の細胞が壊れる腫瘍崩壊症候群。

プリン体が多い食品のとりすぎ

ビール

カツオ・鰹節

イワシ

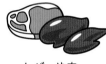

レバーや肉

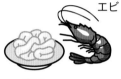

白子

エビ

など

● 尿酸の排泄がうまくいかない要因 ●

血中の尿酸値が増える原因のうち、腎・腸管からの尿酸排泄低下の原因には腎機能の低下、脱水による循環血液量の減少、アシドーシスなどがある。

腎臓の機能低下

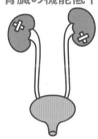

尿をつくるはたらきが低下し、尿酸を捨てられない。

脱水

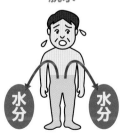

循環血液量が減少し、腎血流量が低下、尿が十分につくれない。

アシドーシス

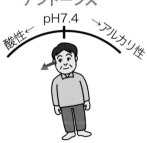

pH7.4
酸性　→アルカリ性

体液が酸性にかたむくと尿酸が溶けにくく、尿への排泄が減る。

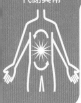

痛風

- ▶ 高尿酸血症で起こる代表的な病気が痛風
- ▶ 関節に尿酸がたまり、炎症が起こって激痛が生じる
- ▶ 高尿酸血症が改善しなければ痛風発作は繰り返される

全身の関節に尿酸がたまって炎症が起こる

　高尿酸血症によって起こる病気の代表格が痛風です。血中の尿酸濃度が高くなると、体液に溶けきれなくなった尿酸が結晶になって、からだのあちこちにたまります。足の親指の関節をはじめ全身の関節にたまりやすく、そこで炎症が起こると激痛が生じます。ほかに耳などの皮下にもたまり、尿酸のかたまりである痛風結節がみられます。腎臓にもたまり、腎炎を起こして腎機能が低下する痛風腎を起こすほか、尿路でできた尿酸のかたまりが尿管にひっかかって激痛を起こす尿管結石を発症することもあります。

風が吹いただけで痛いといわれるほどの激痛

　痛風の典型的症状は、足の親指のつけ根などの関節部分が赤く腫れ、激痛を生じる痛風発作です。この痛みは風が吹いただけで痛いと表現されるほどで、これが痛風という名前の由来になっています。痛風発作は睡眠中に始まることが多く、半日ほどでピークに達し、数日～2週間ほどで軽快します。痛風発作の頻度は、一般的には年に1～2回程度で、発作がない間欠期は、特に自覚症状はありません。

　痛風発作がおさまっても、高尿酸血症が改善しない限り、発作はまた襲ってきます。さらに痛風腎に発展し、高血圧や脂質・糖代謝異常が重なると、腎機能が著しく低下して腎不全に至る可能性もあります。間欠期に自覚症状がないとつい放置しがちですが、そんなときにこそ次項で紹介するような治療や予防策を実践して高尿酸血症を改善し、痛風発作が起こらないようにすることが大切です。

試験に出る語句

痛風
高尿酸血症によって起こる代表的な病気。全身の関節などに尿酸がたまり、そこに炎症が起こり、激痛＝痛風発作が起こる。足の親指のつけ根の関節に起こることが多い。

痛風発作
痛風で起こる激痛発作。夜間に始まることが多く、数日から2週間程度で軽快する。

痛風腎
尿酸が腎臓にたまって正常にはたらけなくなる。腎機能が低下し腎不全に至ることもある。

キーワード

間欠期
症状が出ていない期間のこと。

● 痛風にともなう症状 ●

痛風は体液に溶けきれなかった尿酸が結晶をつくり、からだのあちこちにたまる病気。関節部（特に足の親指の関節）に好発する。ほかに尿酸が腎臓にたまる痛風腎、尿中の尿酸が結晶をつくって石となり、尿管にひっかかる尿管結石がある。

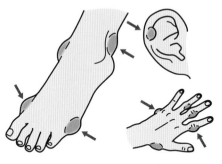

からだのあちこちに尿酸がたまる
（痛風結節）

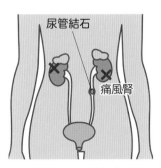

痛風腎や尿管結石

● 痛風と間欠期 ●

足の親指に尿酸がたまり、炎症が起こると激痛が生じる。そのままでもやがて軽快し、間欠期になるが、高尿酸血症を治さないと痛風発作はいつか再発する。

痛風発作

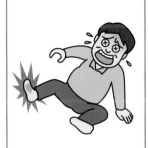

足の親指の関節が赤く腫れ、激痛が生じる。数日〜2週間で軽快する。

軽快 →

← 再発

間欠期

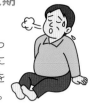

痛風発作がおさまって無症状の間欠期に入る。高尿酸血症を治さないと再発する。

高尿酸血症の治療 →

尿酸値正常

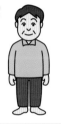

適切な治療で高尿酸血症を治せば、痛風発作の再発を予防できる。

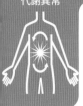

痛風の治療と予防

ポイント

▶ 痛風発作が起こっているときは鎮痛薬などで痛みを鎮める
▶ 間欠期には血中尿酸値を下げる薬で高尿酸血症を治す
▶ プリン体の摂取を減らし、アルコールの摂取を控える

発作時と間欠期で異なる薬物療法

　痛風の治療は、痛風発作が起きたときの痛みや炎症に対する治療と、発作がない間欠期に行う高尿酸血症を改善する治療に分けられます。

　痛風発作の痛みには、鎮痛薬のNSAIDs、白血球の仲間から炎症を起こすサイトカインが出るのを抑えるコルヒチン、強い抗炎症作用があるステロイド薬などを投与します。発作が起きているときは血中尿酸値を下げる薬は使いません。薬で急に尿酸値を下げてしまうとかえって発作の発症を促してしまうことがあるからです。

　間欠期には血中の尿酸値を下げる治療を行います。尿酸降下薬には、尿酸が生成されるのを抑える薬（アロプリノールなど）や、尿酸の排泄を促す薬（ベンズブロマロンなど）などがあります。また、生活改善も重要です。

血中尿酸値が高くなるような生活を改める

　痛風発作がおさまると「もう大丈夫」と放置してしまう人がいます。しかし高尿酸血症やそれを引き起こすような生活を改善しない限り、発作は繰り返し襲ってきます。

　まず、尿酸のもとになるプリン体の摂取を減らします。プリン体は魚卵、モツ、魚の干物、ビールなどに多く含まれています。またアルコールは尿酸の生成を促進し、排泄を阻害するので少量にとどめます。尿酸が尿として排泄されるのを促すため、水分を十分にとり、野菜や海藻、果物など尿をアルカリ性にする食品を積極的に摂取します。また適度な運動を続けて体重をコントロールすることも大切です。

試験に出る語句

NSAIDs
非ステロイド性消炎鎮痛薬のこと。鎮痛作用、抗炎症作用、解熱作用がある。アセチルサリチル酸、イブプロフェン、ロキソプロフェン、ジクロフェナクなど。

キーワード

サイトカイン
細胞が出す低分子のたんぱく質で、細胞間の情報伝達を担う。白血球は仲間の白血球を集めたり刺激したりするためさまざまなサイトカインを出す。

● 痛風の薬物療法 ●

痛風の発作時は痛みを緩和し、炎症を抑える薬を使う。発作がおさまったら血中尿酸値を下げる薬で発作の再発を防ぐ。

痛風発作時の薬物療法

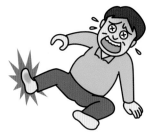

NSAIDsなどの鎮痛薬や炎症を抑える薬で痛みを緩和する。

間欠期の薬物療法

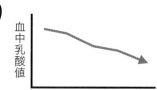

血中乳酸値

尿酸の生成を抑える薬や尿酸の排泄を促す薬で血中尿酸値を下げる。

● 痛風・高尿酸血症を予防・改善する生活習慣 ●

高尿酸血症や、そうなってしまった原因となる生活習慣を改善しないと、痛風発作が再発する可能性が高い。内臓脂肪は尿酸の生成を増やすので、適度な運動習慣も大切である。

プリン体が多い食品を控える

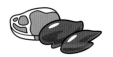

ビールや魚卵、モツなどは少なく。

水分を十分にとる

尿をしっかり出す。

野菜を十分に

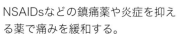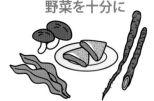

野菜や海藻などを多めにとり尿をアルカリ性に。

適度な運動習慣を

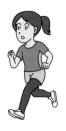

適度な運動で内臓脂肪を減らす。

117

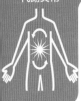

代謝異常

骨代謝のしくみ

ポイント

- ▶ 骨は表層近くの皮質骨（緻密骨）と中の海綿骨でできている
- ▶ 破骨細胞が骨の劣化した部分を壊すことを骨吸収という
- ▶ 骨形成は骨芽細胞が壊された部分に新しい骨をつくるというしくみ

骨の基本的な構造

骨の表層の密度が高く硬い部分を皮質骨（緻密骨）、中のスポンジのように見える部分を海綿骨といいます。皮質骨にはハバース管とそこを通る血管、それを中心にバウムクーヘンのようにとり巻く骨単位（オステオン）が詰まっています。骨単位を拡大すると、互いに手をつないで並ぶ骨細胞が見えます。海綿骨には骨梁と呼ばれる細い枝のようなものが縦横に張り巡らされています。そしてその中の空間は血液をつくる骨髄で満たされています。

骨は常に新しいものに置き換わっている

身長の伸びが止まったあとも、骨は常に一部が壊され、その部分に新しい骨をつくる形で新陳代謝しています。成人では1〜2年で全身の骨が新しいものに置き換わります。骨の一部が壊されることを骨吸収、そこに新しい骨ができることを骨形成といい、それらのはたらきで骨がリフォームされることをリモデリングといいます。

骨吸収を担うのは破骨細胞で、骨の古くなった部分を感知してとりついて、その部分を分解していきます。するとそこに骨形成を担う骨芽細胞が集まってきて、骨の成分を分泌しながら自らもそこに埋もれて骨細胞となり、新しい骨をつくります。骨芽細胞はまずコラーゲンを分泌して類骨と呼ばれる基礎をつくり、次にハイドロキシアパタイトを分泌してコラーゲンの繊維の間に沈着させ（石灰化）、しっかりとした骨にします。骨はコラーゲンとハイドロキシアパタイトによって弾力と硬度が保たれているのです。

試験に出る語句

骨吸収
骨の劣化した部分を破骨細胞が分解し、吸収する。

骨形成
骨吸収が行われたところに、骨細胞が新しい骨をつくること。

リモデリング
骨吸収と骨形成によって骨がその形のままで新しいものに置き換わること。

破骨細胞
骨の劣化したところにとりついて骨を分解する（骨吸収）細胞。

骨芽細胞
骨吸収を行った部分に骨の成分を分泌し、自分もそこに埋もれて新しい骨をつくる（骨形成）細胞。

骨細胞
骨芽細胞が骨に埋もれて変化した細胞。互いに両手をつなぐようにして結合している。

ハイドロキシアパタイト
カルシウムとリンを含むリン酸カルシウムの一種。

メモ

破骨細胞と骨芽細胞はどこにいる？
血液中にいる。そのため血液に触れている面積が大きい海綿骨ではリモデリングが速く、血管が同心円の中心にしかない皮質骨では遅くなる。

● 骨の基本的構造 ●

骨は表層の皮質骨と中の海綿骨に分けられる。皮質骨にはハバース管を中心に同心円の構造をつくる骨単位（オステオン）が詰まっている。海綿骨には骨梁と呼ばれる枝のようなものが縦横に張り巡らされている。

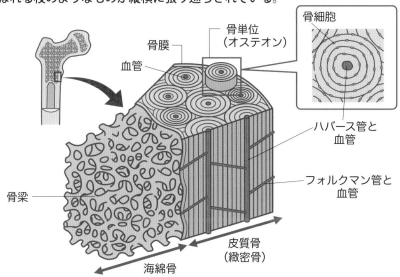

● 骨のリモデリング ●

破骨細胞が劣化した骨の部分を壊していく（骨破壊と骨吸収）と、骨芽細胞が集まってきてコラーゲンを分泌して類骨をつくり、そこにハイドロキシアパタイトを定着させて石灰化する（骨形成）。

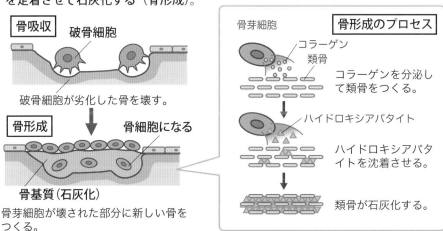

119

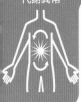

代謝異常

骨量と骨密度

ポイント
▶ 骨の強度の指標として骨塩量から計算した骨密度がある
▶ 骨塩量の測定方法にはX線を使ったDXA法などがある
▶ 骨量は20〜30歳で最大骨量を示し、50代頃から急激に減少する

無機質の量と密度で骨の強さを評価

　仮に骨が無機質のかたまりだったら、ある程度の力を加えればポキッと折れてしまいます。しかし骨はコラーゲンの芯に無機質が沈着することで、弾力と強度をあわせもっていて、かなりの外力にも耐えられます。したがって強度（骨の強さ）は弾力と強度の両方を評価するべきです。しかし骨に弾力を与えるコラーゲンはたんぱく質で、生きている人の骨のたんぱく質を計測するのは困難です。そこで、骨の強さは、X線などを使ってハイドロキシアパタイトなどの無機質の量＝骨塩量を測定して、評価します。骨塩量は体格によって違うので、骨塩量を骨の体積、または表面積で割った骨密度を、骨の強さの指標のひとつとしています。

X線などを使って骨密度を測る

　骨密度の代表的な測定法は、2種類のX線を使うDXA法（デキサ法）です。緻密な皮質骨が多い大腿骨と海綿骨が多い腰椎を測定するのが一般的で、それが難しいときは前腕で測定する場合もあります。DXA法が世界的な標準検査法ですが、ほかにCTや超音波を使った測定法もあります。
　骨密度は、成長にともなって増加し、20〜30歳くらいで最大骨量を示します。その後40歳頃までは骨密度は維持されますが、40歳以降は加齢とともに徐々に低下し、50歳頃より低下が加速します。女性は男性より骨密度が低く、さらに女性ホルモンのエストロゲンに骨吸収を抑えるはたらきがあるため、エストロゲンの分泌が低下する閉経期から骨密度が急激に低下していきます。

試験に出る語句

骨量
骨の有機質と無機質の総量。
骨塩量
骨に含まれるハイドロキシアパタイトなどの無機質の量。
骨密度
骨塩量を骨の体積または表面積で割ったもの。

キーワード

最大骨量
骨量は生まれてから成長とともに増加し、20歳頃が最も多い。そのときの骨量のこと。

120

● 骨の強さの評価法：骨密度の測定 ●

骨の強さは骨の無機質の量＝骨塩量で評価する。X線などを使って骨塩量を測り、骨の体積または表面積で割って骨密度を算出し、評価する。骨密度の測定にはDXA法が使われるが、健診などのスクリーニングでは超音波を使った測定法が用いられることがある。

DXA法（デキサ法）

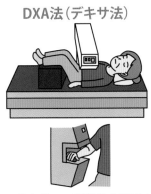

2種のX線を使って腰椎や大腿骨の骨密度を測る。前腕骨で測ることもある。

QUS法（超音波）

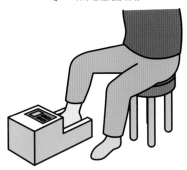

かかとの骨に超音波を当てて測る。スクリーニングに使われる。

● 骨量（骨密度）の変化 ●

骨量（骨密度）は成長とともに増加し、20歳頃に最大骨量を示す。その後骨量（骨密度）はほぼ維持されるが、50歳頃から減少し始める。特に女性は更年期の頃から急激に減少する。

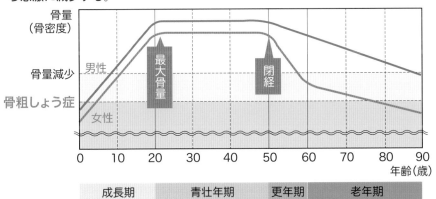

女性は男性よりも骨量が少ないうえ、更年期頃から骨量が急激に減少し、男性よりずっと早く骨粗しょう症になってしまう。

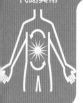

骨吸収と骨形成のバランスの異常

ポイント

▶ 骨吸収と骨形成と休止期のサイクルを骨代謝回転という
▶ 骨代謝回転は速くても遅くても骨に異常が起こる
▶ 骨吸収と骨形成のバランスが崩れると骨に異常が起こる

速すぎても遅すぎてもダメ

　骨のリモデリングは通常、骨吸収に2〜3週間、骨形成に12〜16週間かけ、その後休止期に入るというサイクルで行われます。このサイクルを骨代謝回転といいます。骨吸収と骨形成ともに亢進して骨代謝回転が速くなってしまうと、時間がかかる骨形成の作業が追いつかず、骨吸収で空いた穴を埋めきれなくなります。また骨代謝回転が遅くなると、劣化しているのにリモデリングされずに放置されるところがあちこちにでき、骨は弱くなってしまいます。

骨吸収と骨形成のバランスが大切

　骨吸収と骨形成のバランスがとれていれば問題ありませんが、骨吸収が骨形成を上回ってしまうと骨はどんどん弱くなっていきます。そうなる状況としては「骨吸収の亢進＋骨形成の低下」または「骨吸収が異常に亢進＋骨形成は正常」が考えられます。このような状況になるのが骨粗しょう症（P.124参照）です。また骨形成が亢進していても、骨吸収がそれを上回って亢進している場合もあります。骨吸収を促進させる副甲状腺ホルモンの分泌が増える副甲状腺機能亢進症がこれにあたります。

　骨吸収より骨形成が上回り、骨量が異常に増える病気もあります。成長ホルモンの過剰分泌によって起こる先端巨大症や下垂体性巨人症では、骨吸収は正常で、骨形成が亢進します。また大理石骨病（P.136参照）では「骨吸収の低下＋骨形成は正常」の状態になり、カチカチに硬くて弾力に乏しい骨ができ、骨折しやすくなってしまいます。

試験に出る語句

骨代謝回転
骨吸収と骨形成、休止期のサイクルのこと。

メモ

先端巨大症／下垂体性巨人症
脳下垂体からの成長ホルモンの分泌が過剰になり、細胞増殖が亢進する病気。骨の成長が止まる前に生じた場合を下垂体性巨人症、骨の成長が止まったあとに生じた場合を先端巨大症という。

大理石骨病
破骨細胞の機能が悪いために骨吸収のはたらきが低下し、相対的に骨形成が上回って全身の骨が硬く弾力の乏しい骨になる。骨髄腔が狭くなって、貧血などを起こす。

● 骨代謝回転の異常 ●

骨吸収、骨形成、休止期のサイクル＝骨代謝回転は、速すぎても遅すぎても骨が
弱くなる。

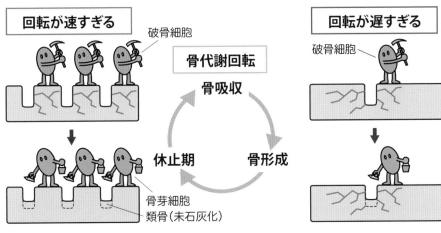

破骨細胞がつくった穴を埋
めきれず、骨が弱くなる。

劣化した骨をリモデリング
できず、骨が弱くなる。

● 骨吸収と骨形成のバランスの崩れ ●

骨吸収と骨形成のバランスが取れていれば骨は正常にリモデリングされるが、骨
吸収が上回ると骨は弱くなり、骨形成が上回ると骨量が異常に増える。

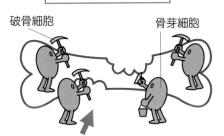

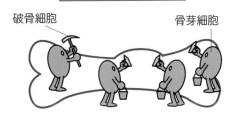

骨吸収が骨形成を上回ると、骨が弱
くなっていく。骨粗しょう症など。

骨形成が骨吸収を上回ると、骨量が
異常に増える。大理石骨病など。

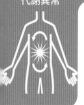

代謝異常

骨粗しょう症とは

ポイント

▶ 鬆が入ったように骨がスカスカになる病気
▶ 原発性と比較的まれな続発性に分けられる
▶ 原発性骨粗しょう症は高齢者の病気で圧倒的に女性に多い

原発性と続発性

　骨粗しょう症は、骨代謝異常の代表的な病気です。鬆が入ったように骨がスカスカになる病気で、ちょっとしたことで骨折してしまいます。骨粗しょう症は、主に加齢や若い頃からの運動不足による低い骨量などが原因で起こります。女性の95％以上、男性の約80％を占める原発性骨粗しょう症と、カルシウムなどの代謝にかかわるホルモンの異常や骨代謝に必要な栄養素の吸収を担う消化器の異常、慢性腎臓病や関節リウマチ、お酒の飲みすぎなどが原因で起こる続発性骨粗しょう症に大別されます。高齢化が進んでいる日本において問題となるのは原発性骨粗しょう症です。

骨折して寝たきりになるリスクが高い

　骨密度は加齢とともに低下しますが、男性の場合、80代になっても骨粗しょう症のレベルになる人は多くはありません。しかし女性は閉経以降に急激に骨密度が低下し、60代で骨粗しょう症の状態になる人もいます。その一方で、平均寿命は女性のほうが長く、**フレイル**（P.106参照）や**サルコペニア**（P.108参照）によって転倒の危険が増した状態で生活する期間が長くなります。そして少しの段差につまずいて骨折し、それがきっかけで寝たきりになると、要介護状態で長く生活することになり、本人がつらいだけでなく家族などの介護の負担も大きくなります。

　骨粗しょう症は高齢者の病気ですが、高齢になって骨折して寝たきりにならないようにするには、若い頃からしっかりした骨をつくっておくことが大切です。

 試験に出る語句

骨粗しょう症
骨量が減少し、骨がスカスカになる病気。鬆が入ったようになることから骨粗しょう（鬆）症という。高齢の女性に多く、大腿骨頸部骨折を起こすと寝たきりになることがある。

 メモ

閉経と更年期
女性の閉経前後の頃を更年期という。一般に45歳頃から55歳頃までを指す。女性ホルモンの分泌が急激に低下することでさまざまなつらい症状が現れる（更年期症状）。

● 骨粗しょう症とは ●

鬆が入ったように骨がスカスカになる病気。加齢などによる原発性と、ほかの病気等によって生じる続発性に分けられる。

正常の椎骨

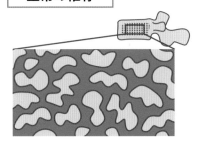

骨梁が密でしっかりしている。

骨粗しょう症の椎骨

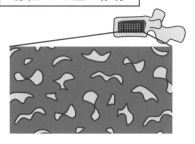

骨梁が細く、途切れている。スカスカになった状態。

● 骨粗しょう症は特に女性にとって深刻な問題 ●

女性は、男性より早く骨粗しょう症の危険領域まで骨量（骨密度）が下がるうえ、寿命が長いため、転倒の危険性が増した状態で生活する期間は長くなる。また、骨折して寝たきりになると、要介護状態で長く生活することになる。

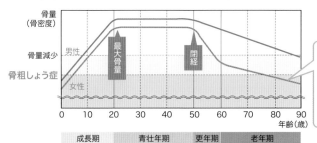

女性は男性よりも早く骨粗しょう症の危険領域まで骨量（骨密度）が下がる。

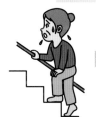

フレイルやサルコペニアで転倒の危険が増した状態。

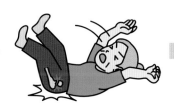

転倒して大腿骨頸部を骨折する。

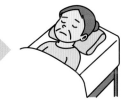

寝たきりになる。

125

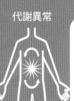

骨粗しょう症の診断と症状

ポイント
▶ 骨粗しょう症は脆弱性骨折の有無と骨密度で診断する
▶ 骨密度は若い人の平均値＝YAMを基準として評価する
▶ 大腿骨頸部骨折や椎体の圧迫骨折を起こしやすい

骨密度の若年成人平均値＝YAMを基準にする

　骨粗しょう症（原発性）は、脆弱性骨折の有無と骨密度によって診断します。脆弱性骨折とはごく軽い外力によって起こった骨折という意味で、脊椎や大腿骨頸部、橈骨遠位部などに骨折があるかどうかを調べます。骨密度は若い人の平均値である若年成人平均値＝YAMを基準にします。YAMの値は、大腿骨近位部は20歳〜29歳の平均値、腰椎では20歳〜44歳の健康な女性の平均値を採用します。

　骨粗しょう症と診断されるのは、椎体や大腿骨近位部に脆弱性骨折がある場合、またはほかの部位に脆弱性骨折があってYAMが80％未満の場合です。脆弱性骨折がない場合は、測定した骨密度がYAMの70％以下、または−2.5SD（P.166参照）以下の場合に、骨粗しょう症と診断されます。

大腿骨頸部骨折や脊椎の椎体圧迫骨折が起こる

　骨粗しょう症があると、ちょっとしたことで骨折してしまいます。特に転倒による大腿骨頸部骨折は深刻です。寝たきり生活のきっかけになり、それが筋力低下や低栄養、心肺機能の低下や抑うつ、認知症などの廃用症候群を引き起こし、生活の質を著しく低下させるだけでなく、家族などの介護負担も増えてしまいます。

　脊椎の椎体が上下につぶれる圧迫骨折もよくみられる骨折です。椎骨の前方にある椎体がつぶれるため、ひどい場合は脊柱が強く後弯して背中が丸くなり（円背）、胸腔や腹腔の肺や心臓、胃腸などの臓器を圧迫し、息苦しさや消化不良などの症状を引き起こします。

試験に出る語句

脆弱性骨折
骨が弱くなっていることにより、ごく軽い外力で起きる骨折のこと。ごく軽い外力とは、転倒するか、またはそれ以下の外力のこと。

YAM
若年成人平均値。Young Adult Meanの頭文字。骨密度の若い人の平均値のこと。部位によって平均値のもとにする年代が異なる。

大腿骨頸部骨折
大腿骨骨頭に続く細い部分。骨粗しょう症で骨折しやすい。関節包の中での骨折のため、癒合しにくく、骨頭壊死を起こすことがある。

圧迫骨折
押しつぶされるようにして起こる骨折。骨粗しょう症があると椎体内部の海綿骨の骨梁が減って弱くなり、上下につぶれてしまう。脊柱の前方が縮むため脊柱が後弯して円背になる。

メモ

大腿骨転子部骨折
高齢者の大腿骨骨折では転子部の骨折もみられる。関節包の外側の骨折で外骨膜があるため、頸部骨折よりも癒合しやすい。

● 骨粗しょう症の診断基準 ●

骨粗しょう症は、脆弱性骨折の有無と骨密度のYAMに対する割合によって診断する。椎骨の骨折は症状がないことがあるのでX線検査で確認する。

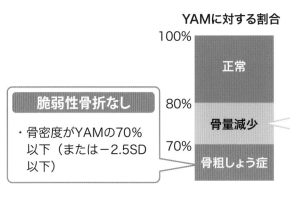

YAMに対する割合

100% 正常

脆弱性骨折あり
・椎骨や大腿骨部に脆弱性骨折あり
・椎骨や大腿骨部以外の部位に脆弱性骨折があり、骨密度がYAMの80％未満

80% 骨量減少

脆弱性骨折なし
・骨密度がYAMの70％以下（または－2.5SD以下）

70% 骨粗しょう症

● 骨粗しょう症で起こりやすい骨折 ●

骨粗しょう症があると、特に大腿骨の骨折と脊椎の椎体の圧迫骨折を起こしやすい。いずれも生活の質を著しく低下させ、日常の活動量の低下を招き、筋力低下や低栄養、心肺機能の低下、抑うつや認知症につながるリスクが高い。

大腿骨の骨折

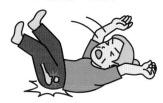

頸部骨折
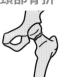

転子部骨折
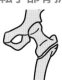

転倒して尻もちをつくことで大腿骨を骨折する。頸部骨折のほか転子部骨折もみられる。頸部骨折は関節包の中の骨折なので癒合しにくい。

脊椎の圧迫骨折

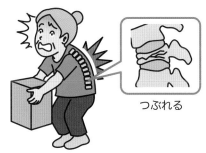

つぶれる

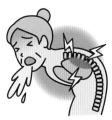

脊椎の椎体がつぶれてしまう。7割は無症状。ひどくなると脊柱が後弯して円背になり、肺や胃腸などを圧迫する。

骨粗しょう症の危険因子

ポイント

▶ 加齢や女性であることは、コントロールできないリスク要因
▶ カルシウム不足、喫煙などは、コントロールできるリスク要因
▶ 運動不足や日照不足も骨粗しょう症を招きやすい

自分の努力ではコントロールできない要因がある

　骨粗しょう症になりやすい要因のうち、自分の努力ではどうにもならないものに、女性であること、加齢、人種（黄色人種、白色人種）などがあります。

　特に、女性であることは、骨粗しょう症の大きなリスクです。女性ホルモンの**エストロゲン**には破骨細胞のはたらきを抑える作用があり、エストロゲンが十分に分泌されているときは骨吸収と骨形成のバランスが保たれますが、更年期以降にエストロゲンの分泌量が急激に減少すると、破骨細胞の抑制が取れて活発になり、骨吸収が進んで骨量が減ってしまいます。そもそも骨形成を促進する男性ホルモンの**アンドロゲン**の分泌が少ない女性は、骨量が男性よりも少ないのです。女性の場合、若いときの骨量が少ないうえに、更年期以降に急激に骨量が減ってしまうため、男性よりずっと早く骨粗しょう症になってしまいます。

幼少時からの運動不足は骨粗しょう症のリスク

　骨代謝に必要なカルシウムやビタミンD・Kの摂取不足、リンや食塩のとりすぎ、運動不足、日照不足、喫煙、お酒の飲みすぎ、過激なダイエットなどは、努力次第でコントロールできるリスク要因です。特に運動不足は問題です。

　骨は重力や運動による刺激を受けて強くなります。また骨代謝に必要なビタミンDは、日光に当たると皮膚で合成されます。したがって幼少時から外で元気よく遊ぶような生活をしないでいると、成長過程で十分な骨量を得ることができず、より早く骨粗しょう症になってしまいます。

試験に出る語句

エストロゲン
卵巣の卵胞から分泌される女性ホルモン。骨代謝に関しては、破骨細胞のはたらきを抑える作用がある。50歳前後から急激に分泌量が減少する。

アンドロゲン
主に精巣から分泌される男性ホルモンで、骨代謝に関しては骨形成を促進する作用がある。副腎髄質からも分泌されるため、女性でも分泌があるが、男性より少ない。

● 自分ではコントロールできない要因 ●

骨粗しょう症のリスク要因のうち自分ではコントロールできない要因に、女性であること、加齢、人種などがある。ほかに家族に大腿骨骨折をした人がいる、初経が遅い、閉経が早い、ステロイドの服用などもリスクである。

女性・加齢

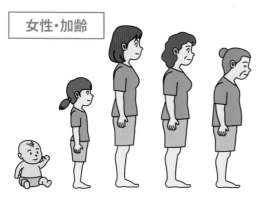

女性であることは骨粗しょう症の最大のリスク要因。また特に更年期以降は急激に骨量が減る。

人種

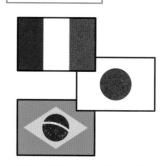

黄色人種や白色人種は骨粗しょう症のリスクが高い。

● 努力すればコントロールできる要因 ●

骨粗しょう症のリスク要因のうち、努力次第でコントロールできる要因には、運動不足・日照不足、カルシウムなどの摂取不足、喫煙などがある。運動不足と日照不足は成長期から老年期まですべての年代でリスク要因となる。

運動不足・日照不足

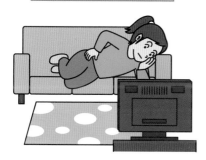

運動不足と日照不足は、成長期から老年期まですべての年代で大きなリスク要因となる。

カルシウムや ビタミンD・Kなどの不足

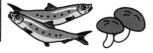

喫煙・お酒の飲みすぎ

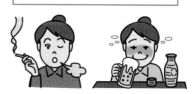

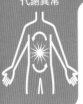

代謝異常

骨粗しょう症の予防と治療① 運動

ポイント
▶ ジャンプして着地するときの衝撃が骨を強くする
▶ 幼少時から外で走り回ってよく遊ぶことが大切
▶ 老年期には転倒予防のためにも有酸素運動と筋トレを

ジャンプして着地するような刺激が必要

　骨は刺激されないと強くならないので、運動不足は骨粗しょう症の最大の要因のひとつです（P.128参照）。病気などで長く寝込んだ人や宇宙空間に長期滞在していた宇宙飛行士の骨は、骨量が大きく減っています。

　飛んだり跳ねたり走ったりすると、着地するときに骨に大きな衝撃が加わります。骨が強くなるにはこのような刺激が必要です。したがって骨粗しょう症の予防に効果的な運動としては、ジョギングやバレーボール、バスケットボールなどのスポーツや、ウエイトトレーニングなどがあげられます。一方で、水泳や自転車エルゴメータでの運動などは、骨への刺激が少なく、骨粗しょう症の予防効果は十分ではありません。

成長期から老年期まで積極的に運動を

　成長期にはより多くの骨量を手に入れるため、積極的に運動することが大切です。小さいころは外で走り回ってよく遊び、ある程度成長してからだができてきたら、前述のような運動に取り組むと良いでしょう。

　20代から40代頃は骨量を維持するため、ウォーキングやジョギングなどの手軽にできる運動や、体力や好みに合ったスポーツをする習慣を身につけることが大切です。

　骨量が徐々に減少していく老年期には、できるだけ骨量が減らないように、また転倒して骨折するような事態を防ぐための運動が必要です。散歩やウォーキングだけでなく、適度な筋力トレーニングも取り入れます。

メモ

からだの長軸方向への刺激

四肢の長骨に対して、長さを縮めるような方向への刺激が骨を強くする。ジャンプして着地する運動のほか、高齢者などではかかとを上げて爪先立ちをし、かかとをストンと落とすトレーニング（かかとストン運動。P.131参照）も効果的。

● 骨を強くする運動とは ●

骨は刺激を受けると強くなろうとする。走ったりジャンプしたりして着地するときに足に加わる衝撃が骨を強くする。そのような衝撃がない水泳などは、骨を強くする運動としては効果的ではない。

┌ 骨を刺激する運動 ┐

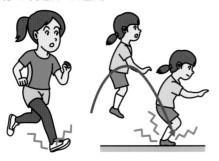

骨が強くなるには、ジャンプして着地したときに下肢に加わるような衝撃が必要。

┌ 骨への刺激が弱い運動 ┐

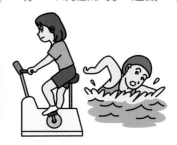

自転車エルゴメータや水泳は骨への刺激は弱く、骨を強くするのには効果的ではない。

● 成長期から老年期まで骨を刺激する運動を ●

成長期はより多くの骨を獲得するため、青壮年期は骨が減らないように、老年期は骨量減少を遅らせて転倒を防ぐため、骨を刺激し、筋力を維持する運動を積極的に行う。

┌ 成長期 ┐

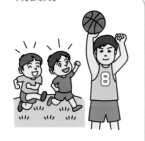

小さい頃は外で走り回ってよく遊び、からだができてきたらさまざまなスポーツを。

┌ 青壮年期 ┐

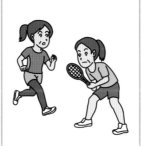

大人になったらジョギングなどさまざまな運動を。筋トレも効果的。

┌ 老年期 ┐

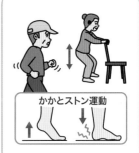

かかとストン運動

老年期にはウォーキングやスクワット、かかとストン運動など。

代謝異常

骨粗しょう症の予防と治療② 食事

ポイント
▶ カルシウム、ビタミンD・Kをしっかりとる
▶ リンを多く含むインスタント食品や清涼飲料水を控える
▶ カフェインを多く含むお茶やコーヒーは過剰にとらない

骨代謝に必要な栄養素を積極的に摂取

　骨は常に代謝していますから、その材料となる栄養素やそのはたらきをたすける栄養素が不足すると徐々に骨量が減ってしまいます。骨の材料として重要なのは**カルシウム**で、カルシウムの吸収をたすける**ビタミンD**や、骨吸収を抑える**ビタミンK**も必要です。

　日本人はすべての年代でカルシウムの摂取量が不足していますから、常に積極的にとる必要があります。カルシウムは牛乳やヨーグルトなどの乳製品、豆類、緑黄色野菜、魚や海藻類に多く含まれています。魚はイワシ、サバ缶など骨ごと食べられるものが特におすすめです。ビタミンDは日光を浴びることで皮膚でもつくられますが、きくらげ、鮭、うなぎ、干し椎茸などの食品からも摂取するようにします。ビタミンKは納豆やブロッコリー、小松菜などに多く含まれています。

インスタント食品やカフェインは控えめに

　リン（無機）や**ナトリウム**、**カフェイン**やお酒などは、カルシウムの尿への排泄量を増やしてしまいます。これらをとりすぎると血中のカルシウムが減り、減ったカルシウムを補うために骨が溶かされてしまいます。リンはインスタント食品や清涼飲料水などに多く含まれていますから、これらをとりすぎないようにしましょう。ナトリウムは塩の成分ですから、骨のためにも減塩することが大切です。カフェインはコーヒーやお茶に含まれますが、過剰にならなければ多少の摂取は問題ありません。

試験に出る語句

カルシウム
骨のハイドロキシアパタイトの成分になる。牛乳やヨーグルトなどの乳製品、緑黄色野菜などに多く含まれる。

ビタミンD
腸管でのカルシウムの吸収や尿細管での再吸収を促進する。日光に当たると皮膚でもつくられるが、鮭や干し椎茸などの食品からも摂取する。

ビタミンK
血液凝固にかかわるほか、骨吸収を抑える作用がある。納豆、ブロッコリーなどに多く含まれる。

● 骨代謝に必要な栄養素を十分に ●

骨の材料になるカルシウム、骨代謝をたすけるビタミンDやビタミンKを十分に摂取する。

カルシウム

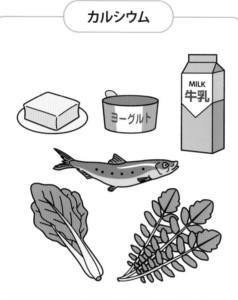

乳製品や豆腐などの大豆製品、イワシやしらす、ひじき、小松菜、大根の葉など。

ビタミンD

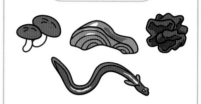

きくらげや鮭、うなぎなど。イワシにも多い。

ビタミンK

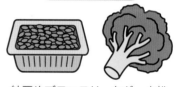

納豆やブロッコリーなど。小松菜にも多い。

● 骨粗しょう症予防のために控えたい食品 ●

リン（無機）のとりすぎは副甲状腺ホルモンの分泌を増やして骨吸収とカルシウムの尿への排泄を促進してしまう。カフェインやアルコールのとりすぎは利尿作用によってカルシウムの排泄量が増えてしまう。

リン（無機）　　ナトリウム　　カフェイン

インスタント食品や加工食品などに含まれるリン（無機リン）、ナトリウム、カフェイン、お酒などはカルシウムの尿への排泄を促してしまうので控えめにする。

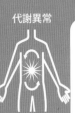

代謝異常

骨粗しょう症の予防と治療③ 薬物療法

ポイント
- ▶ 骨吸収を抑制するビスホスホネートがよく使われる
- ▶ SERMは骨吸収を抑制し、子宮がんのリスクは高めない
- ▶ 脊椎の圧迫骨折による痛みの緩和にはカルシトニン製剤も

薬で骨吸収を抑制し、骨形成を促進する

　骨粗しょう症の薬物療法の目的は、骨折を防ぐため骨量をできるだけ減らさないようにすることと、脊椎骨の圧迫骨折などによって生じる痛みの緩和です。

　骨量が減らないようにする薬には、破骨細胞による骨吸収を抑制する薬と、骨芽細胞による骨形成を促進する薬があります。骨吸収を抑制する薬で最もよく使われるビスホスホネートは、破骨細胞に取り込まれると細胞をアポトーシス（自然な死）に導きます。ほかに破骨細胞が活性化するのを防ぐ薬や、女性ホルモンのエストロゲン製剤なども使われます。エストロゲン製剤は更年期の症状を緩和するため更年期の女性によく処方されますが、血栓症や子宮がんや乳がんの発症リスクが高まる可能性があります。そこで骨にはエストロゲンと同様の作用を示し、がんや心血管病の発症リスクは高めないSERMという薬も使われます。

副甲状腺ホルモンと甲状腺ホルモン

　骨形成を促進する薬には、ビタミンDやビタミンKのほか副甲状腺ホルモンの薬があります。副甲状腺ホルモンは血中のカルシウム濃度を高めるホルモンで、通常体内では骨吸収が上回った状態にしますが、間隔をおいて投与すると骨形成が上回った状態にすることができます。

　甲状腺ホルモンのカルシトニン製剤には骨吸収を抑制する作用があり、椎体の骨折予防効果が認められているので（大腿骨では予防効果が認められていない）、脊椎骨の圧迫骨折による痛みを緩和する目的で使われています。

● 骨粗しょう症の治療薬の作用 ●

骨粗しょう症の治療には、骨吸収を抑える薬、骨形成を促進する薬、カルシウムの吸収をたすける薬などが使われる。また脊椎の圧迫骨折などによる痛みを緩和するため、カルシトニン製剤も使われる。

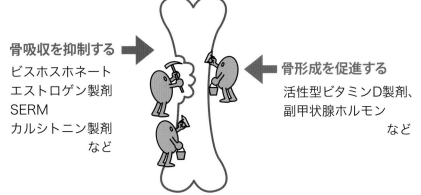

骨吸収を抑制する
ビスホスホネート
エストロゲン製剤
SERM
カルシトニン製剤
　　　など

骨形成を促進する
活性型ビタミンD製剤、
副甲状腺ホルモン
　　　　　　　　など

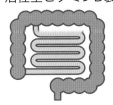

カルシウムの吸収をたすける
活性型ビタミンD製剤

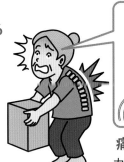

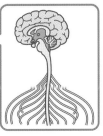

痛みを緩和する
カルシトニン製剤

アスリート Column

女性アスリートの無月経と疲労骨折

　女性アスリートの中には、激しいトレーニングやまちがった栄養摂取、ストレスなどが複雑にからんで無月経になってしまう人がいます。無月経状態が続いている場合、女性ホルモンの分泌が悪くなっており、その影響で骨量が減少している可能性があります。陸上の長距離やマラソンの選手が足に疲労骨折を起こすケースも、無月経との関係が深いと考えられます。選手の生理不順や無月経は放置せず、早めにスポーツに詳しい婦人科医に相談することをおすすめします。

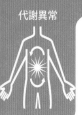

代謝異常

その他の骨代謝異常 くる病・骨軟化症、大理石骨病

ポイント
- ▶ くる病と骨軟化症は骨の石灰化の異常で起こる
- ▶ 成長期から始まるくる病、成長後に起こる骨軟化症
- ▶ 骨吸収が低下して骨が異常に硬くなる大理石骨病

石灰化のはたらきが低下する病気

　骨のリモデリング（P.118参照）のプロセスのうち、コラーゲンなどでできた類骨にハイドロキシアパタイトを沈着させる「石灰化」に異常が起こる、くる病や骨軟化症という病気があります。石灰化の異常が成長期にあり、骨の骨端線が閉鎖する前に起こるのがくる病で、閉鎖後に起こるのが骨軟化症です。これらはハイドロキシアパタイトの成分であるリンの不足、腸でカルシウムの吸収を促し骨形成を促進するビタミンDの不足などで起こります。

　くる病では、低身長、脊柱の側弯、O脚またはX脚、鳩胸または漏斗胸、くる病念珠と呼ばれる肋骨と肋軟骨の接合部の腫大といった特徴的な症状がみられます。骨軟化症では骨の痛みや筋力低下などが現れます。

　不足しているリンやビタミンDを補給する薬物治療のほか、それらを引き起こしている病気の治療を行います。

弾力がなく硬すぎる骨になる病気

　大理石骨病は、骨吸収のはたらきが低下し、相対的に骨形成が上回り、全身の骨が異常に硬くなってしまうまれな難病です。骨に弾力がないため骨折しやすく、発育障害や難聴、歯の異常などがみられます。海綿骨の骨梁が太くなって骨髄腔が狭くなり、中の骨髄の増殖が阻害され、赤血球の減少による貧血、白血球の減少による易感染性（P.62参照）、血小板の減少による出血傾向などの症状もみられます。根本的な治療法はなく、骨折しないように注意して生活しつつ、貧血などに対する対症療法を行います。

試験に出る語句

くる病
骨の石灰化のはたらきが低下して骨が硬くならない病気のうち、成長期に発症するもの。低身長、脊柱の側弯などの症状が現れる。

骨軟化症
骨の石灰化のはたらきが低下して骨が硬くならない状態が成長後に発症するもの。骨の痛みや筋力低下などの症状が現れる。

大理石骨病
骨吸収のはたらきの低下により、弾力のない硬すぎる骨になる。骨折しやすく、骨髄の増殖が阻害されて、貧血などの症状が現れる。

キーワード

骨端線
骨の長さが伸びる部分。軟骨になっているので、X線でみると黒い線に見える。これが閉鎖すると骨の長さは伸びなくなる。

メモ

出血傾向
血小板などの出血を止める機能の異常により、ささいなことで出血しやすくなるか、または出血が止まりにくくなった状態。

● 石灰化の異常によるくる病／骨軟化症 ●

骨形成のプロセスで類骨にハイドロキシアパタイトが沈着して石灰化するはたらきが低下し、骨が硬くならない病気。カルシウムやビタミンD、リンの欠乏によって起こる。

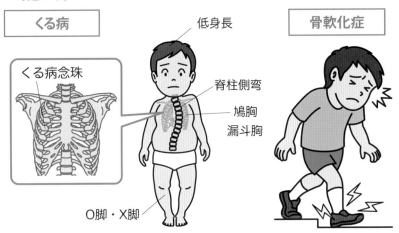

くる病

くる病念珠

低身長

脊柱側弯

鳩胸

漏斗胸

O脚・X脚

骨軟化症

● 骨吸収のはたらきが低下する大理石骨病 ●

骨吸収のはたらきが低下し、相対的に骨形成が亢進して骨が異常に硬くなる。重症の場合、小さいときに死亡することがある。

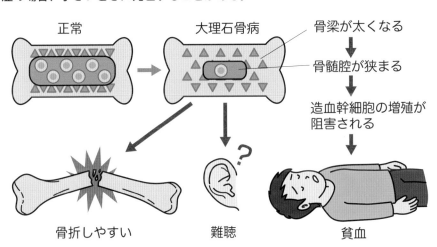

正常

大理石骨病

骨梁が太くなる

↓

骨髄腔が狭まる

↓

造血幹細胞の増殖が阻害される

骨折しやすい

難聴

貧血

骨は硬いが弾力がなく骨折しやすい。海綿骨では骨梁が太くなり、骨髄腔が狭まって、貧血や易感染性などが起こる。難聴や歯の異常などがみられる。

栄養素の欠乏症と過剰症

▶ とるべき栄養素は日本人の食事摂取基準に示されている
▶ 極端な偏食や好き嫌いは欠乏症や過剰症になる可能性がある
▶ ビタミンや微量元素には欠乏症や過剰症が起こるものがある

欠乏症と過剰症

　各栄養素の摂取すべき量は「日本人の食事摂取基準」として示されています。推奨される範囲を少し超えたくらいなら体調に影響することはありませんが、範囲を大きく外れたり、不足または過剰な状態が長く続いたりすると、さまざまな症状や病気が現れます。何らかの栄養素が不足して起こる症状や病気を欠乏症、とりすぎて体内に過剰に蓄積して起こる症状や病気を過剰症といいます。

　栄養のバランスを意識して、できるだけ多くの食品を献立に取り入れ、1日3食欠かさず食べていれば、問題になることはあまりないでしょう。しかし、毎日同じものばかり食べる、肉、あるいは野菜は食べないなどの偏食、極端な好き嫌いなど食生活に問題がある場合は、欠乏症や過剰症に陥る可能性があります。

　また、サプリメントを摂取している場合も過剰症に注意が必要です。

微量ミネラルには欠乏症や過剰症がある

　欠乏症や過剰症は、ビタミンやミネラルでよくみられます（ビタミン欠乏症：P.140参照、過剰症：P.142参照）。

　1日の摂取量が10mg以下と少ない微量ミネラルのうち、亜鉛、鉄、銅などには欠乏症や過剰症がみられます。亜鉛の欠乏症の味覚異常や脱毛、鉄の欠乏症の鉄欠乏性貧血などはよく知られています。鉄欠乏性貧血は若い女性に多く、過激なダイエット、偏食、激しいスポーツ、月経過多などが主な原因です。

試験に出る語句

欠乏症
何かの栄養素の摂取が不足することで現れる症状や病気。
過剰症
何らかの栄養素の摂取が過剰になり、体内に蓄積してしまうことで現れる症状や病気。
鉄欠乏性貧血
赤血球のヘモグロビンの材料となる鉄の摂取不足などが原因で起こる貧血。

メモ

日本人の食事摂取基準
厚生労働省がまとめる食事によるエネルギーや各栄養素の平均摂取量や推奨される量、目標量、上限などを示したもの。5年ごとに改定される。

● 欠乏症と過剰症 ●

栄養素の"摂取すべき量"にはある程度の許容範囲があり、その範囲内で摂取できていれば健康を害することはほとんどない。しかし極端な偏食や好き嫌いがある場合、サプリメントを摂取している場合などは、欠乏症や過剰症が起こりうる。

小 ← 栄養素の摂取量・体内量 → 大

欠乏症

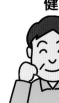
健康

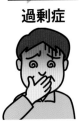
過剰症

欠乏症は、何かの栄養素の摂取が不足して十分な量が体内に存在しないために起こる。過剰症は、とりすぎて体内に過剰に蓄積することで起こる。症状は栄養素によって異なる。

● 主な微量ミネラルの欠乏症と過剰症 ●

微量ミネラルには欠乏症や過剰症を起こすものがある。鉄の不足による鉄欠乏性貧血は、過度なダイエットや月経などが原因となり、若い女性に多い。

ミネラル		症状
亜鉛 Zn	欠乏	脱毛、皮膚炎、下痢、味覚障害、免疫異常、成長障害
	過剰	吐き気・嘔吐、下痢、銅欠乏症、免疫障害など
銅 Cu	欠乏	貧血、骨の発育不全、白血球（好中球）の減少など
	過剰	吐き気・嘔吐、肝機能障害、溶血性貧血など
鉄 Fe	欠乏	鉄欠乏性貧血とそれによる息切れ、どうき、疲労感など
	過剰	肝硬変、糖尿病、皮膚の色素沈着、全身の臓器障害など

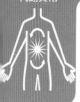

主なビタミン欠乏症

▶ ビタミンB₁欠乏症の脚気は神経障害を起こす
▶ 妊娠初期の葉酸の欠乏は胎児に神経管閉鎖障害を起こす
▶ ビタミンAの欠乏では夜盲症や皮膚の乾燥などが起こる

水溶性ビタミンの欠乏症

　ビタミンは、栄養の吸収や体内で行われるさまざまな代謝をたすける有機化合物です。必要量は多くはありませんが、体内で十分に合成できないため、食事でとる必要があります。ビタミンは水溶性ビタミンと脂溶性ビタミンに分けられ、水溶性ビタミンにはビタミンB群、ビタミンC、葉酸などが、脂溶性ビタミンにはビタミンA、ビタミンD、ビタミンE、ビタミンKがあります。

　脚気は、水溶性ビタミンのひとつ、ビタミンB₁の欠乏症で、神経障害による足のしびれや腱反射の低下、心機能の低下による足のむくみなどを生じる病気です。昔の病気というイメージもありますが、現代もまれではなく、重症の場合は心不全を起こして死亡することもあります。

　葉酸は、妊娠初期に不足すると、胎児に二分脊椎などの神経管閉鎖障害を起こすので、妊娠を希望する女性は、妊娠前から十分に摂取するよう心がける必要があります。

脂溶性ビタミンの欠乏症

　脂溶性ビタミンのビタミンAは、網膜や結膜、皮膚の機能を維持するはたらきがあるため、不足すると夜盲症や目の乾燥、皮膚の乾燥や角化、肌トラブルなどが起こります。

　ビタミンKは出血を止める血液凝固のはたらきにかかわっているため、これが不足すると出血しやすくなります。

　単品でビタミンがバランスよくとれる食品はありません。常に多種多様な食品をとるようにすれば、栄養のバランスが整い、ビタミン欠乏症の予防につながります。

試験に出る語句

脚気
ビタミンB₁欠乏症。腱反射の低下が起こることで知られる。心機能の低下もきたす。

二分脊椎
受精卵から胎児が発育する過程で、脊髄神経が入る脊柱管がきちんと閉じないもの。そのため神経がむき出しの状態になり、損傷したり癒着を生じたりする。

メモ

夜盲症
ビタミンA欠乏症で起こる。網膜の細胞のうち、暗いところではたらく細胞に異常をきたす。そのため夜など、暗いところでの視力が著しく低下する。

● 水溶性ビタミンの欠乏症 ●

水溶性ビタミンの欠乏症には以下のようなものがある。ビタミンB₁欠乏の脚気やビタミンB₂欠乏の口内炎・口角炎などはよく知られている。

ビタミン	症状
ビタミンB₁	食欲不振、下肢しびれ、脚気、ウェルニッケ脳症（錯乱や眠気、眼球の不随意な運動などを起こす）
ビタミンB₂	口内炎、口角炎、舌炎、異常にまぶしい、脂漏性皮膚炎など
ナイアシン	ペラグラ（光線過敏症や皮膚炎、下痢、精神神経症状などを起こす）
ビタミンB₆	口内炎、舌炎、脂漏性皮膚炎、貧血、聴覚過敏、免疫力低下など
ビタミンB₁₂	悪性貧血（未成熟の大きい赤血球が増える）、神経障害
葉酸	新生児の神経管閉鎖障害（二分脊椎）、巨赤芽球性貧血、粘膜の再生不良、免疫力低下など
ビタミンC	壊血病（歯肉や粘膜などからの出血、歯の脱落などを起こす）

● 脂溶性ビタミンの欠乏症 ●

脂溶性ビタミンの欠乏症には以下のようなものがある。ビタミンA欠乏症の夜盲症やビタミンD欠乏症の骨粗しょう症などはよく知られている。

ビタミン	症状
ビタミンA	夜盲症、眼球や皮膚の乾燥、成長障害、易感染性、免疫力低下など
ビタミンD	くる病・骨軟化症（P.136 参照）、骨粗しょう症（P.124 参照）など
ビタミンE	溶血性貧血（赤血球が壊れてしまう）、未熟児の溶血性貧血など
ビタミンK	出血傾向、新生児メレナ（新生児の消化管出血）など

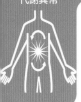

主なビタミン過剰症

ポイント

- ▶ 治療目的で大量投与した場合に起こりうる水溶性ビタミン過剰症
- ▶ ビタミンA過剰症では頭痛や脱毛、骨の異常などが起こる
- ▶ ビタミンD過剰症では高カルシウム血症や腎障害などが起こる

水溶性ビタミンにも過剰症がある

　水に溶ける水溶性ビタミンは、とりすぎても尿として捨てられるので過剰症は起きにくいとされていますが、一部の水溶性ビタミンで過剰症が起こることがあります。

　水溶性ビタミンの過剰症にはビタミンB_1による頭痛や不眠などのほか、ナイアシンによる消化不良や下痢・便秘、肝機能障害、ビタミンB_6による感覚障害などが知られています。いずれも治療のため大量に投与した結果生じるもので、通常の食事で過剰症が起こることはほぼありません。

脂溶性ビタミンはからだに蓄積されやすい

　水に溶けない脂溶性ビタミンは余分を尿として捨てることができないため、からだに蓄積して過剰症が起きる可能性があります。特定の食品をとり続けている場合やビタミンのサプリメントを摂取している場合は注意が必要です。

　ビタミンAは、一度に大量に摂取すると頭痛や吐き気・嘔吐といった急性症状が起こることがあります。このような症状はサプリメントの摂取だけでなく、大量にレバーなどを食べた場合にも起こることがあります。また過剰な摂取を続けていると、脱毛や筋肉痛、脳圧亢進症状、骨の病変などが起こります。また妊娠中にとりすぎると胎児の頭蓋骨に異常が生じる場合があります。

　ビタミンDはとりすぎると高カルシウム血症や腎障害、軟組織の石灰化などが起こることがあります。ビタミンDは骨粗しょう症の予防や治療にも使われますが、摂取量が過剰にならないように注意する必要があります。

試験に出る語句

脳圧亢進症状
頭蓋内に出血や腫瘍、脳浮腫などが起きた結果、脳の圧力が高まったものを脳圧亢進といい、これによって起こる頭痛、吐き気、かすみ目、ものが二重に見えるなどの症状を脳圧亢進症状という。

軟組織
軟部組織ともいう。人体を支えるはたらきをする組織のうち骨以外のもの。皮膚、脂肪、筋肉、筋膜、腱、靭帯、血管、末梢神経などのこと。

● 水溶性ビタミンの過剰症 ●

水に溶ける水溶性ビタミンは余分が尿に排泄されるので、通常は過剰症は起こりにくい。過剰症は治療目的で大量に投与したときなどに起こる。

ビタミン	症状
葉酸	肝機能障害、胎児奇形、下痢、嘔吐
ナイアシン	消化不良、下痢・便秘、肝機能障害、血管の拡張による顔面紅潮など
ビタミンB6	感覚神経障害、骨の痛み、精巣萎縮など

● 脂溶性ビタミンの過剰症 ●

脂溶性ビタミンは水に溶けないため、余分を尿として捨てることができず、体内に蓄積して過剰症が起こることがある。

ビタミン	症状
ビタミンA	頭痛、イライラ、不眠、接触皮膚炎、かゆみなど
ビタミンD	高カルシウム血症、腎障害、食欲不振、軟組織の石灰化など

アスリート Column

サプリメントでビタミン過剰症にならないように

　アスリートの多くが何らかのサプリメントを活用しています。ビタミンも定番。エネルギー代謝に関係するビタミンB群や、コラーゲン合成にかかわるビタミンCをとっている人も多いでしょう。これらは水溶性なので過剰症の心配はありませんが、骨代謝に重要なビタミンDや、視覚の良し悪しにもかかわるビタミンA、またはマルチビタミンなど複数のビタミンサプリメントをとっている人は、脂溶性ビタミンの摂取量が過剰にならないよう十分に注意しましょう。

代謝異常

先天性代謝異常① アミノ酸代謝異常症

ポイント
- ▶ 先天性代謝異常症には数百種類もの病気がある
- ▶ フェニルケトン尿症はフェニルアラニンの代謝異常
- ▶ メチオニンの代謝異常、バリンなどの代謝異常などがある

先天性代謝異常症は数百種類ある

生まれつき代謝に必要な酵素が欠けていたりはたらきが悪かったりして代謝に異常が起き、知能障害などの深刻な問題を引き起こす病気を先天性代謝異常症といいます。

先天性代謝異常症は、アミノ酸代謝異常症、糖代謝異常症、脂肪酸代謝異常症などに分類され、数百種類の病気があるといわれています。

アミノ酸代謝異常症には、フェニルケトン尿症、ホモシスチン尿症、メープルシロップ尿症などがあります。これらの病気は生後すぐに血液をとって調べる新生児マス・スクリーニングで発見することができます。そして早くから適切な治療を開始することで、重篤な合併症や発達の異常などを防ぐことができます。

フェニルケトン尿症は代表的なアミノ酸代謝異常症

アミノ酸代謝異常症の代表的な病気であるフェニルケトン尿症は、常染色体劣性遺伝による病気です。アミノ酸のフェニルアラニンを分解する酵素に問題があるなどの理由で、からだにフェニルアラニンがたまり、分解産物のチロシンが不足します。

フェニルアラニンがたまると神経の発達に異常をきたし、重い知能障害が起こります。またチロシンが足りないとメラニン色素がつくれず、皮膚や髪の色が薄くなります。

治療の基本は食事でフェニルアラニンをとらないことですが、成長のためある程度の摂取は必要なので、食事の方法は医師や栄養士から詳しい指導を受けることが大切です。

試験に出る語句

新生児マス・スクリーニング
生まれてすぐ、かかととなどから血液を採取して先天性代謝異常の有無を調べる検査。現在は20の疾患が対象になっている。

キーワード

常染色体劣性遺伝
常染色体にある異常な遺伝子が、1対の常染色体の両方にあると発病するもの。片方でも発病するのは優性遺伝。

メモ

フェニルケトン尿症という名前
フェニルアラニンの一部が代謝されてフェニルケトン体になり、尿に出るため、この名前がある。

● 主な先天性アミノ酸代謝異常症 ●

下記の疾患は新生児マス・スクリーニング検査の対象疾患になっている。

疾患	特徴
フェニルケトン尿症	フェニルアラニンの代謝異常 常染色体劣性遺伝 知能障害、てんかん、皮膚や髪の色が薄いなどの症状が現れる
ホモシスチン尿症	メチオニンの代謝異常 常染色体劣性遺伝 代謝産物のホモシステインの酸化物ホモシスチンが尿に出る 知能障害、てんかん、骨粗しょう症、高身長、側弯などの骨格、血管系の異常、水晶体の脱臼、血栓症などが現れる
メープルシロップ尿症	バリン、ロイシン、イソロイシンの代謝異常 常染色体劣性遺伝 代謝されずに残る分岐鎖αケト酸が尿に出る 尿がメープルシロップの匂いがするのでこの名前がある 吐乳、意識障害、けいれんなどが現れる

● フェニルケトン尿症の特徴 ●

フェニルアラニンの代謝酵素の欠損により、血中のフェニルアラニンの上昇、尿中のフェニルケトン体の上昇などがみられる。

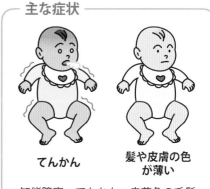

┌─ 代謝の異常 ─────────

フェニルアラニン　血中濃度↑

酵素の欠損 ✕ → フェニルケトン体
　　　　　　　　　　↓
　　　　　　　　　尿へ

チロシン
　↓
メラニン　減少

TCA回路へ

フェニルアラニンを代謝する酵素の欠損で血中濃度が上昇する。

┌─ 主な症状 ─────────

てんかん　　　**髪や皮膚の色が薄い**

知能障害、てんかん、赤茶色の毛髪、皮膚が白いなど。

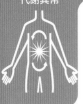

代謝異常

先天性代謝異常② 糖代謝異常症

ポイント

▶ 糖代謝異常には糖原病やガラクトース血症などがある
▶ 糖原病はグリコーゲンの代謝酵素の欠損が原因
▶ ガラクトース血症は生後すぐ嘔吐などがみられることがある

糖原病は肝型、全身型、筋型に分けられる

　先天性代謝異常症のうち、糖代謝の異常による病気には、糖原病やガラクトース血症などがあります。

　糖原病は、肝臓や筋肉に貯蔵してあるグリコーゲン（P.12参照）を分解する酵素が欠けていて、グリコーゲンをグルコースにすることができず、臓器にグリコーゲンがたまって障害を起こし、一方でグルコースが不足して低血糖になる病気です。グリコーゲンを分解する酵素はいくつかあり、どの酵素が欠けているかやどこにグリコーゲンがたまるかで肝型、全身型、筋型に大別されています。肝型は肝臓が腫れ（肝腫大）、低血糖の発作を起こしやすく、低身長になります。全身型は、乳児では重い筋力低下や心不全、肝腫大などを、小児・成人では近位筋の筋力低下や呼吸困難などを起こします。筋型は筋力低下や筋肉痛、運動すると疲れやすいといった症状が現れます。

ガラクトースの代謝異常で起こるガラクトース血症

　ガラクトース血症はガラクトースを代謝する酵素の欠損により、代謝できないガラクトースがからだにたまる病気です。ガラクトースはグルコースと結合すると乳糖になる糖で、母乳や人工ミルクなどに含まれています。この病気はガラクトースの代謝酵素の何が欠けているかでⅠ型〜Ⅲ型に分類されます。ガラクトースⅠ型では生後すぐから嘔吐や下痢、肝腫大などがみられ、数か月以降は白内障や精神運動発達遅滞が現れます。ガラクトースⅡ型の主な症状は白内障で、ガラクトースⅢ型はほとんど無症状です。

試験に出る語句

糖原病
グリコーゲンの代謝異常によって起こる先天性糖代謝異常。

ガラクトース血症
ガラクトースの代謝異常によって起こる先天性代謝異常。

キーワード

グリコーゲン
グルコースがたくさんつながったもの。筋肉や肝臓にはグリコーゲンの形で糖を貯蔵している。

ガラクトース
単糖類。グルコースと結合して乳糖となる。乳糖は母乳や人工ミルクなどに含まれる。

精神運動発達遅滞
知的障害（精神遅滞）と運動機能の発達の遅れ。

146

● 糖原病の型と特徴 ●

糖原病はグリコーゲンをグルコースに代謝する酵素の欠損で臓器にグリコーゲンがたまり、低血糖になる病気で、欠損する酵素や障害される臓器によって肝型、全身型、筋型に分けられる。

型	特徴
肝型	**糖原病Ⅰ型** 肝腫大、低血糖発作、人形様顔貌（丸顔、頬がぽっちゃりしている）、成長障害、出血傾向など
全身型	**糖原病Ⅱ型** 乳児型：重度の筋力低下や心不全など 小児型・成人型：近位筋の筋力低下、呼吸困難など
筋型	**糖原病Ⅴ型** 筋力低下、運動するとすぐ疲れる、筋肉痛など

肝型の肝腫大と人形様顔貌

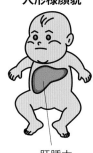

肝腫大

● ガラクトース血症の特徴 ●

ガラクトース血症はいくつかあるガラクトースの代謝酵素のどれかが欠損し、血中のガラクトースが増える病気。欠損する酵素の種類によってⅠ型～Ⅲ型に分けられる。

代謝の異常

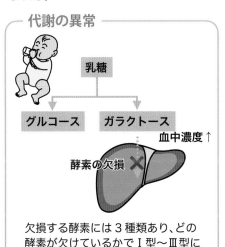

乳糖

グルコース　ガラクトース

血中濃度↑

酵素の欠損　✕

欠損する酵素には3種類あり、どの酵素が欠けているかでⅠ型～Ⅲ型に分けられる。

主な症状

Ⅰ型 **生後数日から：**
嘔吐、下痢、黄疸、肝腫大など

生後数か月～：
白内障、肝障害、精神運動発達遅滞など

Ⅱ型 **両目の白内障など**

Ⅲ型 **ほぼ無症状**

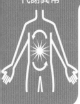

先天性代謝異常③ その他

▶ アンモニアを無毒化できない尿素サイクル異常症
▶ 脂肪酸をエネルギー源として利用できない脂肪酸代謝異常症
▶ ヘムの合成にかかわる酵素の欠損で起こるポルフィリン症

尿素サイクル異常症と脂肪酸代謝異常症

　先天性代謝異常症には、アミノ酸代謝異常や糖代謝異常のほかにも、以下のようなものがあります。

　尿素サイクル異常症は、たんぱく質が代謝される過程でできる有毒のアンモニアを無毒の尿素にする尿素サイクルの異常による病気です。尿素サイクルでアンモニアを段階的に代謝する5種類の酵素のうちどれかが欠けていることで、血中にアンモニアが増え、嘔吐や意識障害、知能障害などの症状が現れます。

　脂肪酸代謝異常症は、血中の遊離脂肪酸（P.84参照）を代謝できない病気です。遊離脂肪酸は脳や全身の細胞のエネルギー源になりますが、遊離脂肪酸を代謝してエネルギーを取り出すプロセスに必要な酵素が欠けていると脂肪酸を利用できず、かわりにグルコースばかりが使われることになります。そのため空腹だったり発熱したりして血中のグルコースがたくさん使われたときなどに、急にひどい低血糖になって意識障害を起こすことがあります。

ポルフィリン症には8つのタイプがある

　赤血球の赤い色素であるヘモグロビンの成分、ヘムが合成されるプロセスではたらく酵素の問題で、合成途中でできるポルフィリンやその前駆物質がたまってしまうポルフィリン症も、代謝異常症です。いくつもある酵素のうちどれに問題があるかで8つのタイプがあり、日光過敏症を起こす皮膚ポルフィリン症と、急な腹痛や嘔吐、神経症状などを起こす急性ポルフィリン症に大別されます。

 試験に出る語句

尿素サイクル異常症
アンモニアを無毒化する尿素サイクルの酵素に異常があり、血中にアンモニアが増える病気。
脂肪酸代謝異常症
遊離脂肪酸をエネルギー源として利用するために必要な酵素の欠損で、グルコースばかりが使われて低血糖になる病気。
ポルフィリン症
ヘモグロビンのヘムを合成するプロセスに必要な酵素の欠損で、合成途中でできるポルフィリンなどがたまる病気。

 キーワード

ヘム
赤血球の赤い色素であるヘモグロビンの成分。鉄を含む。

● さまざまな代謝異常 ●

代謝に必要な酵素の欠損や機能低下による代謝異常にはさまざまなものがある。
以下にそのいくつかを紹介する。

尿素サイクル異常症

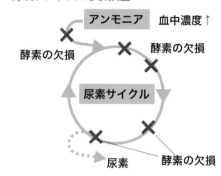

たんぱく質を代謝するプロセスでできる有害なアンモニアを代謝する尿素サイクルの酵素が欠損して起こる。嘔吐、意識障害、けいれん、知能障害などが現れる。

脂肪酸代謝異常症

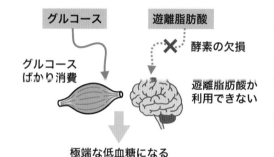

遊離脂肪酸を代謝する酵素が欠損し、エネルギー源として利用できない。代わりにグルコースばかり消費され、空腹時や発熱時などに極端な低血糖になる。

ポルフィリン症

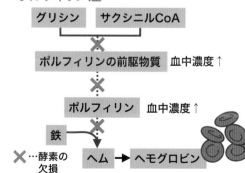

ヘムを合成するプロセスではたらく酵素の欠損や機能低下で、合成途中のポルフィリンやその前駆物質がたまってしまう。皮膚ポルフィリン症と急性ポルフィリン症に大別される。

「肥満」の評価法の移り変わり

　肥満とは体脂肪が過剰に蓄積した状態のことですが、体脂肪を測る方法がなかったころ、肥満は身長と体重で評価するしかありませんでした。肥満度を決めるもととなる標準体重は、「身長－100（または110）」が良いとか「（身長－100）×0.9」が最適などと議論されたこともありました。しかし、近年ではBMIを用いて肥満度を評価するのが一般的になっています。特別な測定機器がなくても身長と体重だけで健康のリスクを推測できることから、BMIがよく利用されるようになったのです。ただし身長と体重から算出する方法には、筋肉量が多いために体重が標準より重いマッチョタイプも、肥満と評価されてしまうという問題があります。多くの研究により日本人の病気の合併率はBMI22（男性は22.2、女性は21.9）が最も低く、BMIは、低すぎても高すぎてもリスクが高いことも、わかってきました。

　体脂肪をより正確に測定する方法としては、水中の秤に乗って息を吐ききったときの体重を量り、陸上で測定した体重とあわせてからだの密度を計算する水中体重法や、密閉されたカプセルの中で空気圧をかけ、圧力の変化から体組成を割り出す空気置換法があります。

　また、医療施設であれば2種類の波長のX線をあててからだの組織の透過率の違いから体脂肪率を計算する方法や、MRIやCTでからだの断面の画像を撮影し、そこから脂肪の量を推定する方法も実施できます。これらの検査方法の問題は、大がかりな装置が必要で特別な施設でしか測定できないことです。

　一方、皮下脂肪厚による推定法はとても簡便です。キャリパーという器具で何箇所かの皮下脂肪をつまんで厚さを測り、数値を計算式に入れて計算します。ただしこの方法には、測定者によって差が出やすいという欠点があります。そこで登場したのが生体インピーダンス法です。これはからだに微弱な電流を流して抵抗を測り、そこから体脂肪率を推定するものです。今では家庭用の体重計にもこの機能が搭載されているほど身近な方法ですが、体内の水分量に影響を受けるため、食事や運動などの前後、月経の前後などで数値が大きく変動することがあるので、注意が必要です。

第

4

章

内分泌と
そのしくみ

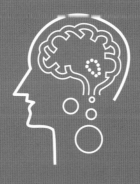

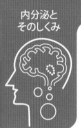

内分泌と
そのしくみ

内分泌とは何か

ポイント

▶ 体内に分泌する内分泌と分泌腺から体外に分泌する外分泌がある
▶ 多くの場合、内分泌腺からの分泌物は血管に入る
▶ 神経による調節より、ゆっくり、広範囲に作用する

内分泌と外分泌の違い

　分泌とは、何らかの物質をつくる細胞が集まった腺と呼ばれる組織から、その物質が出ることです。生物の分泌には、分泌物が管を介さず体中に出るものと、管を介してからだの外に出るものがあり、それぞれ**内分泌**、**外分泌**といいます。

　ヒトの場合、汗や皮脂、唾液、消化液、乳汁などの分泌が外分泌です。消化液の分泌は体内なのでは、と思うかもしれませんが、消化液が注がれる消化管の中は外界とつながっているので「外」に分類されます。外分泌の場合、腺から分泌物を流し出す導管があるのが特徴です。

内分泌の作用と神経の作用の違い

　内分泌の場合は導管はなく、腺から出た分泌物は血管に入ります。血管に入った**ホルモン**は血流に乗って全身に運ばれ、**標的細胞**に作用するのが基本です。ホルモンの中には分泌した細胞のそばの細胞や分泌した細胞自身に作用するものなどもあります。

　からだのさまざまな機能は神経による調節も受けていますが、神経とホルモンでは作用のしかたが違います。神経は情報の伝達速度が速く、発せられた指令は目的地に瞬時に届いて作用が現れますが、ホルモンの場合は血流に乗って目的地に届くまで時間がかかるため、作用の発現はゆっくり、かつ持続的です。その一方で、神経による指令は神経が接続している場所にしか作用しないのに対して、ホルモンは同時に何箇所にも、あるいは全身の細胞に作用することもできます。

 試験に出る語句

外分泌
腺からの分泌物が体外に分泌するしくみ。汗や皮脂、唾液、消化液などの分泌様式。腺から外につながる導管がある。
内分泌
内分泌腺からホルモンが分泌されて血管に入って全身をめぐるように、腺からの分泌物が体内に分泌するしくみ。導管を介していない。
標的細胞
血液中に分泌され体液によって運ばれるホルモンを、受け止める細胞を指す。特定のホルモンにくっつく受容体をもっている。

 メモ

神経による調節
からだの機能は、ホルモンからだけでなく、自律神経による調節も受ける。ともに、その中枢は視床下部である。

● 内分泌と外分泌の違い ●

特殊な物質をつくる腺から分泌物が出るとき、体内に分泌するものを内分泌、導管を通って体外に出るものを外分泌という。

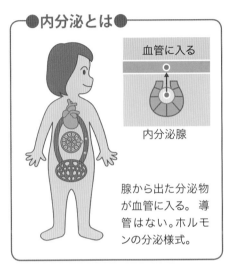

●内分泌とは●

血管に入る

内分泌腺

腺から出た分泌物が血管に入る。導管はない。ホルモンの分泌様式。

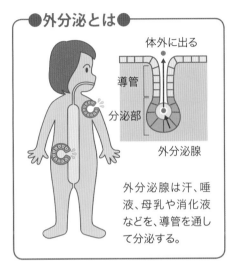

●外分泌とは●

体外に出る

導管

分泌部

外分泌腺

外分泌腺は汗、唾液、母乳や消化液などを、導管を通して分泌する。

● 内分泌による作用と神経による作用の違い ●

内分泌による作用は、神経による作用より、効果の発現はゆっくりだが、遠くの細胞や複数の場所、ときには全身にも作用する。

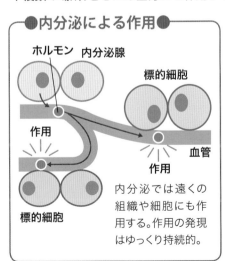

●内分泌による作用●

ホルモン　内分泌腺

標的細胞

作用

血管

作用

標的細胞

内分泌では遠くの組織や細胞にも作用する。作用の発現はゆっくり持続的。

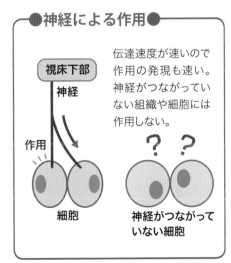

●神経による作用●

視床下部

神経

作用

細胞

？　？

神経がつながっていない細胞

伝達速度が速いので作用の発現も速い。神経がつながっていない組織や細胞には作用しない。

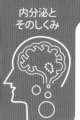

内分泌器官とそのはたらき

ポイント

▶ 内分泌器官の主な仕事はホルモン分泌
▶ 視床下部と脳下垂体が内分泌系の中心的役割を果たす
▶ 甲状腺や副腎などはそれぞれ専門的役割をもつ

視床下部と脳下垂体が中心的役割を果たす

　ホルモンの分泌を主な仕事にしている器官を内分泌器官といいます。内分泌器官には、視床下部 (P.158参照)、脳下垂体 (P.160参照)、甲状腺 (P.170参照)、副甲状腺 (P.176参照)、膵臓、副腎 (P.178参照)、卵巣・精巣があります。

　これらのうち、視床下部は、内分泌系の司令塔のような存在で、多くの内分泌腺を刺激するホルモンを分泌しています。また自律神経系の中枢でもあり、からだのさまざまな機能を調節する役割を担っています。さらにその下にぶら下がっている脳下垂体は、視床下部からの指令を受けてからだのあちこちにある内分泌器官を刺激するホルモンを分泌しており、視床下部とともに内分泌系の中心的役割を果たしています。

専門的な役割をもつ内分泌器官

　ほかの内分泌器官はそれぞれ専門的な役割を担っています。甲状腺は代謝の調節、副甲状腺は骨の代謝、卵巣・精巣は生殖機能を担当しています。

　膵臓は、血糖値を調節するホルモンを分泌する内分泌と、膵液を分泌する外分泌の両方の仕事をしています。膵臓のはたらきは第2章で詳しく解説しています。

　副腎は皮質と髄質が別々の組織でできていて、それぞれが異なる役割をもっています。

　特に副腎皮質の役割は、抗ストレスや免疫、体液の調節、三大栄養素の代謝、中枢神経系への作用など多岐にわたります。

📖 試験に出る語句

視床下部
脳の一部で、神経細胞のあつまりである神経核がいくつもある。自律神経系と内分泌系の中枢。

脳下垂体
下垂体ともいう。視床下部の下に位置し、蝶形骨のトルコ鞍 (P.160参照) に収まっている。前葉と後葉に分けられる。副腎や性腺などを刺激するホルモンを分泌する。

自律神経系
交感神経と副交感神経からなる。からだの機能を調節するはたらきをもち、意思ではコントロールできない。

✏️ メモ

中枢
中心となる重要なところという意味。内分泌系の場合、視床下部が中枢となる。神経系では脳と脊髄を中枢神経という。

● 内分泌器官と分泌するホルモン ●

ホルモンの分泌を専門とする内分泌器官と、分泌するホルモンには以下のようなものがある。

甲状腺

サイロキシン
トリヨードサイロニン
カルシトニン

副甲状腺

副甲状腺ホルモン

膵臓

インスリン
グルカゴン
ソマトスタチン
　　　　など

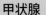

精巣

テストステロン

卵巣

エストロゲン
プロゲステロン
インヒビン

視床下部

成長ホルモン放出ホルモン
甲状腺刺激ホルモン放出ホルモン
副腎皮質刺激ホルモン放出ホルモン
性腺刺激ホルモン放出ホルモン
ドパミン　など

脳下垂体

成長ホルモン
甲状腺刺激ホルモン
副腎皮質刺激ホルモン
卵胞刺激ホルモン
黄体形成ホルモン
プロラクチン
バソプレシン　など

副腎皮質

アルドステロン
コルチゾール
アンドロゲン

副腎髄質

ノルアドレナリン
アドレナリン

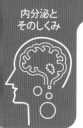

内分泌器官以外からのホルモン

ポイント

▶ 心臓や腎臓などもホルモン様物質を分泌する
▶ 分泌するのはその臓器の本来の仕事にかかわるホルモン
▶ 脂肪や骨、血管からもホルモン様物質が分泌されている

臓器から分泌される物質

　さまざまな研究によって、前項で解説した内分泌器官以外の臓器からもホルモン様物質が分泌されていることがわかってきました。心臓や腎臓など、本来は内分泌とは違う仕事をしている臓器から、その臓器の仕事に関係する物質が分泌されているのです。

　たとえば、腎臓は尿をつくる臓器ですが、血圧を上げるしくみにかかわる**レニン**という生理活性物質を分泌しています。それは、血圧が下がると腎臓への血流が減り、血液をろ過して尿をつくることができなくなるからです。また、腎臓には大量の血液が流れているため、血液の状態を監視するのに好都合で、血液の酸素濃度が下がるとそれをキャッチして、骨髄（P.118参照）を刺激して血液の生成を促す**エリスロポエチン**という物質を分泌します。

心臓や血管、骨や脂肪組織からの分泌も

　肝臓は、腎臓から分泌されるレニンのはたらきで活性化して血圧を上げる作用にかかわる**アンジオテンシノーゲン**という物質を分泌しています。また、心臓は、体液量（血液量）や血圧を調節する、**心房性ナトリウム利尿ペプチド**という物質を分泌します。消化管の細胞から分泌される**ガストリン**や**セクレチン**などのホルモンは、消化管や膵臓、胆のうを刺激して消化液の分泌を調節します。

　血管壁からは血管を広げる物質が、骨からは骨をつくる作用を刺激するホルモンが、脂肪組織からは代謝にかかわり食欲を抑える**レプチン**などが分泌されています。

試験に出る語句

レニン
血圧が下がると腎臓から出る酵素で、これが肝臓がつくるアンジオテンシノーゲンを活性化してアンジオテンシンⅠにする。アンジオテンシンⅠは肺からの酵素でアンジオテンシンⅡになり、血管を収縮させて血圧を上げる。

メモ

赤血球の生成
赤血球は、骨髄にある血液幹細胞が分化することでつくられる。エリスロポエチンは赤血球の生成を促す。

● 内分泌器官以外から分泌するホルモン ●

ホルモンの分泌を専門とする内分泌器官以外の臓器からも、以下のようなホルモンやホルモン様物質が分泌されている。

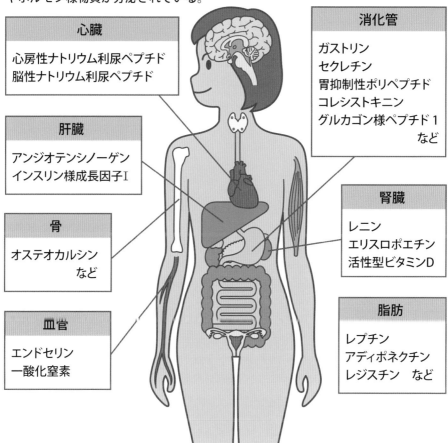

心臓
心房性ナトリウム利尿ペプチド
脳性ナトリウム利尿ペプチド

肝臓
アンジオテンシノーゲン
インスリン様成長因子I

骨
オステオカルシン
　　　　　など

血管
エンドセリン
一酸化窒素

消化管
ガストリン
セクレチン
胃抑制性ポリペプチド
コレシストキニン
グルカゴン様ペプチド1
　　　　　　　など

腎臓
レニン
エリスロポエチン
活性型ビタミンD

脂肪
レプチン
アディポネクチン
レジスチン　など

骨から出るオステオカルシンは若返りホルモン

　衝撃や運動によって骨に刺激が加わると、骨の骨芽細胞からオステオカルシンやオステオポンチンという物質が分泌されます。これらは脳や筋肉など全身にはたらきかけ、記憶力、筋肉のエネルギー効率、免疫機能、インスリンの分泌や感受性などを向上させることがわかってきました。つまり、これらはいわば若返りホルモンなのです。運動不足でいると早く老けてしまうかもしれません。

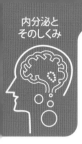

内分泌と
そのしくみ

視床下部とホルモン

ポイント

▶ 視床下部は間脳に属し、いくつもの神経核をもつ
▶ 自律神経の中枢でもあり、からだの機能を調節する
▶ 下垂体ホルモンを放出、または抑制するホルモンを分泌する

交感神経と副交感神経の中枢

視床下部は脳の底、頭の中心よりやや前方のあたりにあ
ります。視床という部分の下にあるためこの名前がついて
います。間脳に属していて、神経細胞のあつまりである神
経核がいくつもあります。

視床下部は、その神経核から、からだの機能を調節する
ためのさまざまな指令を出しています。その指令は、自律
神経系と内分泌系によって全身に送り届けられます。

自律神経系には、活動、興奮、緊張といった状況のとき
に強くはたらく交感神経と、鎮静、リラックスといった状
況のときに強くはたらく副交感神経があります。私たちが
意識しないところでからだの機能を調節する神経で、視床
下部がその中枢になっています。視床下部からは、体温、
血糖値、体液量などを調節するための指令が出て、血管や
全身の臓器に送り届けられています。

内分泌系の中枢として下垂体ホルモンを調節する

視床下部の神経核がつくるホルモンの多くは、「○○放
出ホルモン」という名前の通り、脳下垂体を刺激してホル
モンを放出させるはたらきをもっています。一方、「放出」
がつかないソマトスタチンやドパミンは、脳下垂体からの
ホルモンを抑制します。

また、次項で解説する下垂体後葉ホルモンのバソプレシ
ンとオキシトシンは、実は視床下部がつくっています。視
床下部の神経核でつくり、神経の軸索を通って下垂体後葉
に送られているのです（P.160参照）。

試験に出る語句

視床下部
間脳にある。視床の下、
第3脳室の側壁から下壁
を構成する。神経核がい
くつもあり、自律神経系
と内分泌系の中枢として
はたらく。

キーワード

神経核
神経細胞のあつまり。神
経信号を発したり中継し
たりするほか、ホルモン
をつくるものもある。

● 視床下部の位置と構造 ●

視床下部は間脳に属し、脳の底のやや前方に位置する。神経核がいくつもあり、自律神経系と内分泌系の中枢としてはたらく。

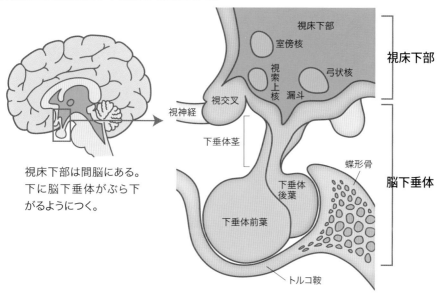

視床下部は間脳にある。
下に脳下垂体がぶら下
がるようにつく。

視床下部
室傍核
視索上核
弓状核
漏斗
視交叉
視神経
下垂体茎
視床下部
蝶形骨
下垂体後葉
脳下垂体
下垂体前葉
トルコ鞍

● 視床下部のホルモンとはたらき ●

視床下部からは、下垂体ホルモンを放出させるホルモンや分泌を抑制するホルモンが分泌している。

ホルモン	はたらき
成長ホルモン放出ホルモン	脳下垂体から成長ホルモンを放出させる
ソマトスタチン	脳下垂体からの成長ホルモンの分泌を抑制する
甲状腺刺激ホルモン放出ホルモン	脳下垂体から甲状腺刺激ホルモンを放出させる
副腎皮質刺激ホルモン放出ホルモン	脳下垂体から副腎皮質刺激ホルモンを放出させる
性腺刺激ホルモン放出ホルモン	脳下垂体から卵胞刺激ホルモン・黄体形成ホルモンを放出させる
ドパミン	脳下垂体からのプロラクチンの分泌を抑制する

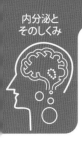

脳下垂体とホルモン

ポイント

▶ 脳下垂体は視床下部にぶら下がるように位置している
▶ 下垂体前葉ホルモンは標的内分泌腺を刺激する
▶ 下垂体後葉は視床下部がつくったホルモンを貯蔵、放出する

下垂体前葉と後葉は別の組織

　脳下垂体は下垂体ともいいます。視床下部にぶら下がっ
たように位置していますが、宙ぶらりんではなく、脳の底
をおおう骨（蝶形骨）のトルコ鞍というへこみに収まって
います。

　脳下垂体は前葉と後葉に分かれます。単に部位で分けて
いるのではなく、そもそも発生の起源が違います。受精卵
からからだができていく過程で、視床下部になる部分から
下に突出してきた部分（後葉になる）に、下からもち上が
ってきた組織（前葉になる）がくっつく形でできます。

前葉ホルモンと後葉ホルモンのはたらき

　下垂体前葉からのホルモンは、視床下部から分泌される
ホルモンの刺激を受けています。そして、成長ホルモンは
からだの成長や代謝の調節を、プロラクチンは乳腺を発達
させます。それ以外の「刺激ホルモン」または「形成ホル
モン」という名前がついているホルモンは、それぞれ標的
となる内分泌腺を刺激してホルモンの分泌を促すはたらき
をもっています。

　下垂体後葉ホルモンには、体液の浸透圧を保つバソプレ
シンと、乳汁を放出させ子宮の平滑筋を収縮させるオキシ
トシンがあります。これらは下垂体後葉でつくられるので
はなく、視床下部でつくられ、神経細胞の軸索を通って下
垂体後葉に送り込まれたものです。下垂体後葉はこれらの
ホルモンを貯蔵していて、必要なときに放出する仕事をし
ています。

● 下垂体前葉とホルモン ●

視床下部から分泌される各種ホルモンの刺激を受けて、標的内分泌腺を刺激するホルモンを分泌する。臓器などを直接刺激するホルモンもある。

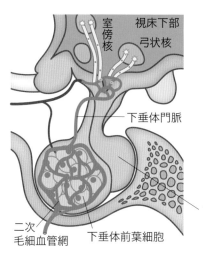

室傍核
視床下部
弓状核
下垂体門脈
二次
毛細血管網
下垂体前葉細胞
下垂体後葉

ホルモン	おもなはたらき
成長ホルモン	成長促進
プロラクチン	乳腺発達、乳汁産生
副腎皮質刺激ホルモン	副腎皮質刺激ホルモンの分泌を促す
卵胞刺激ホルモン 黄体形成ホルモン	二次性徴、生殖器の発達など

● 下垂体後葉とホルモン ●

下垂体後葉ホルモンは視床下部の神経核でつくられ、神経の軸索を通って下垂体に送られ、そこで貯蔵される。下垂体後葉は必要時にホルモンを放出する役割を担っており、ホルモンはつくらない。

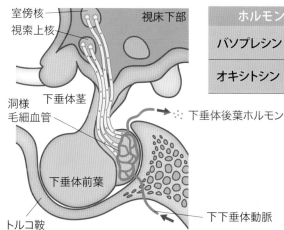

室傍核
視索上核
視床下部
洞様
毛細血管
下垂体茎
下垂体後葉ホルモン
下垂体前葉
下下垂体動脈
トルコ鞍

ホルモン	おもなはたらき
バソプレシン	体液の浸透圧を調節する
オキシトシン	乳汁放出、子宮収縮（分娩時）

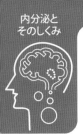

内分泌と
そのしくみ

下垂体前葉ホルモンの調整

ポイント

- ▶ 視床下部ー脳下垂体はネガティブ・フィードバックで調節
- ▶ 各内分泌腺は視床下部と下垂体前葉の指令を受けてはたらく
- ▶ 指示系統は2段階のものと3段階のものがある

視床下部ー脳下垂体ー標的内分泌腺のフィードバック

　司令塔となる視床下部と下垂体前葉、さらにその指令を受けてはたらく各内分泌腺は、それぞれが勝手にホルモンを分泌しているのではありません。ホルモンの分泌量は、互いに促進したり抑制したりしてちょうど良いレベルに調節されています。それは、視床下部、脳下垂体と内分泌腺との間にネガティブ・フィードバック（P.24参照）のしくみがあるからです。

　視床下部ー下垂体前葉のネガティブ・フィードバックにはいくつかのパターンがあります。たとえば、視床下部から「○○放出ホルモン」が、脳下垂体から「○○刺激ホルモン」が分泌され、内分泌腺が刺激されるという3段階の構造になっているグループのしくみがあります。内分泌腺からのホルモンの量が十分になると、それが脳下垂体と視床下部を抑制し、「○○放出ホルモン」と「○○刺激ホルモン」が減少します。

視床下部と下垂体で成り立つフィードバック

　成長ホルモンとプロラクチンは脳下垂体から分泌され、直接臓器や器官のはたらきを調節するので、2段階で調節されています。

　視床下部からの「○○放出ホルモン」によって成長ホルモンやプロラクチンの分泌が増えると、それが視床下部を抑制し、「○○放出ホルモン」が減少します。このフィードバックのしくみがどこかで破綻すると、血中のホルモン濃度が異常な値になってしまいます。

メモ

3段階のネガティブ・フィードバック
視床下部→脳下垂体→標的内分泌腺という指示系統から、視床下部と脳下垂体へフィードバックされるしくみ。

2段階のネガティブ・フィードバック
視床下部→脳下垂体という指示系統から視床下部へフィードバックされるしくみ。

● 3段階のネガティブ・フィードバック ●

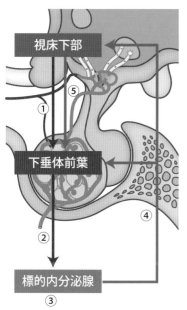

視床下部、脳下垂体、各内分泌腺の3段階になっている場合の調節のしくみ。甲状腺ホルモン、副腎皮質ホルモン、性腺ホルモンがこのしくみで調節されている。

①視床下部から「○○放出ホルモン」が分泌

②脳下垂体から「○○刺激ホルモン」が分泌

③標的内分泌腺からのホルモンが増加

④ホルモンの増加が脳下垂体と視床下部を抑制

⑤視床下部からの「○○放出ホルモン」が減少

→ 促進

→ 抑制

● 2段階のネガティブ・フィードバック ●

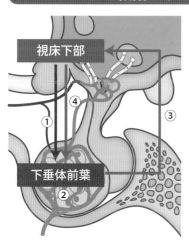

脳下垂体から臓器のはたらきを調節するホルモンが出る形の、成長ホルモンとプロラクチンにおけるフィードバックのしくみ。

①視床下部から「放出ホルモン」が分泌される

②脳下垂体から成長ホルモンやプロラクチンが分泌される

③成長ホルモンやプロラクチンの増加が視床下部を抑制

④視床下部からの「放出ホルモン」が減少

→ 促進

→ 抑制

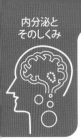

内分泌と
そのしくみ

視床下部−
下垂体疾患①

下垂体腺腫

ポイント

▶ 下垂体腺腫は下垂体前葉から生じる良性腫瘍である
▶ 腫瘍がホルモンを産生するものを機能性腺腫という
▶ 腫瘍がホルモンを産生しないものを非機能性腺腫という

脳腫瘍の約20%を占める良性腫瘍

　下垂体腺腫は下垂体前葉から生じる腫瘍で、脳腫瘍の20%ほどを占める病気です。腫瘍自体は良性なので、がんのように全身に転移してしまうことはありません。下垂体腺腫には、腫瘍がホルモンをつくって分泌する機能性腫瘍とホルモンをつくらない非機能性腫瘍があります。

　機能性腫瘍は下垂体ホルモンのどれかを産生します。プロラクチンを産生するものが最も多く（約30%）、次いで成長ホルモン（約20%）、副腎皮質ホルモン（約10%）などです。腫瘍が余計にホルモンを分泌するので過剰になってしまい、さまざまな症状が現れます。

治療の基本は内視鏡手術による切除

　非機能性腫瘍は、ホルモンはつくらないので、ホルモン過剰による症状は現れません。一方で、腫瘍が大きくなることで周囲の組織を圧迫し、視力低下や視野障害（視神経の圧迫）、頭痛や目の奥の痛みなどの症状が現れます。また、本来ホルモンを分泌する正常の組織も圧迫され、ホルモンをしっかり分泌できなくなって下垂体前葉機能低下症の状態になることもあります。非機能性腫瘍は、MRIやCTといった画像診断で発見できます。治療の基本は手術で、鼻腔から内視鏡を使って切除する方法が多くなっています。放射線で腫瘍を小さくする治療を、手術前後にも行うことがあります。手術不可能の場合や手術の効果が不十分な場合、ホルモン過剰症に対してその作用を抑制する薬による、薬物療法を行う場合もあります。

試験に出る語句

下垂体腺腫
下垂体前葉から生じる腫瘍。良性。ホルモンを産生する機能性腫瘍と、ホルモンを産生しない非機能性腫瘍がある。

機能性腫瘍
腫瘍がホルモンを産生するもの。

非機能性腫瘍
腫瘍がホルモンを産出しないもの。

メモ

鼻腔からの内視鏡手術
脳下垂体が鼻腔の天井にあたる骨の上にあるので、鼻腔に内視鏡を入れて天井を突き抜けて脳下垂体にアプローチする。開頭手術に比べるとからだへの負担が少ない。

● 下垂体腺腫の種類と特徴 ●

下垂体腺腫は良性腫瘍である。下垂体ホルモンを産生、分泌する機能性腺腫とホルモンを産生しない非機能性腺腫があり、それぞれ現れる症状が異なる。

●機能性腺腫●

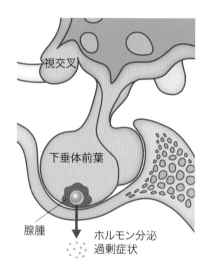

視交叉

下垂体前葉

腺腫

ホルモン分泌
過剰症状

腫瘍が何らかの下垂体ホルモンを産生する。ホルモンの過剰症状が生じる。

● プロラクチン産生腫瘍：
乳汁が出る、月経不順、性欲低下など
● 成長ホルモン産生腫瘍：
成人では先端巨大症、小児では下垂体性巨人症など
● 副腎皮質刺激ホルモン産生腫瘍：
満月様顔貌や中心性肥満などを示すクッシング病
● 甲状腺刺激ホルモン産生腫瘍：
二次性甲状腺機能亢進症

●非機能性腺腫●

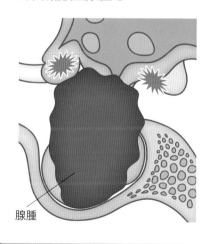

腺腫

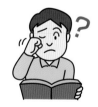
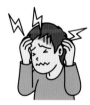

ホルモンの過剰症状はない。
腫瘍による圧迫で視力低下や頭痛などの症状が現れる。
正常の内分泌腺が圧迫され、機能低下症が起こることがある。

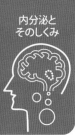

内分泌と
そのしくみ

ポイント

▶ 成長ホルモンの分泌不全で低身長になる病気
▶ 原因不明の特発性が多く、遺伝性や器質性もある
▶ 成長ホルモンを補充して成長を促す治療を行う

多くが原因不明の特発性

何らかの原因で、脳下垂体からの成長ホルモンの分泌が低下し**低身長**になる病気を、**成長ホルモン分泌不全性低身長症**（せいちょう・ぶんぴつ・ふ・ぜんせいていしん・ちょうしょう）といいます。原因不明の**特発性**が最も多く、脳腫瘍や外傷などによる**器質性**のものや、まれに**遺伝性**のものもあります。成長ホルモンだけが低下するタイプと、ほかの下垂体ホルモンにも分泌の低下がみられるタイプがあります。

その年齢の平均身長の−2.0SD以下か、成長の速度が2年以上平均値の−1.5SD以下の場合にこの病気が疑われます。この病気の場合、プロポーションとしては正常です。

また、知能は正常に発達します。明らかな低身長がなくても、成長ホルモンの分泌低下による異常な**低血糖**や、脳腫瘍などによる**下垂体ホルモン分泌不全**が発見されることがあります。

成長曲線を描いて成長の様子を判断する

出生後の身長の変化をグラフにして（**成長曲線**）、平均値からどのくらい離れているかを調べます。特発性の場合、多くが幼児の頃から平均値を徐々に離れていきます。一方、脳腫瘍などの器質性の場合は、原因疾患が生じたときから身長の伸びが鈍っていく様子がみられます。

また、成長ホルモンの分泌や血糖値の検査、脳腫瘍などの有無を調べる**MRI**などの画像診断を行うこともあります。

治療は、分泌が低下している成長ホルモンを、皮下注射で補充して成長を促します。治療の開始が早いほど、標準的な身長への成長が期待できます。

● 成長ホルモン分泌不全性低身長症 ●

低身長のうち、成長ホルモンの分泌不全が原因のもの。原因不明の特発性、脳腫瘍や外傷などが原因の器質性、遺伝性に分けられる。

●成長曲線で調べる●

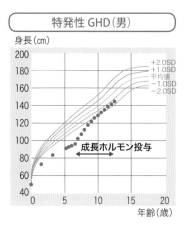

特発性 GHD（男）

身長（cm）

+2.0SD
+1.0SD
平均値
−1.0SD
−2.0SD

成長ホルモン投与

年齢（歳）

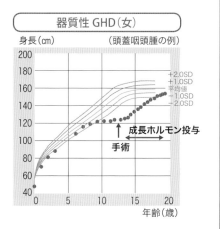

器質性 GHD（女）

身長（cm）　　（頭蓋咽頭腫の例）

+2.0SD
+1.0SD
平均値
−1.0SD
−2.0SD

成長ホルモン投与

手術

年齢（歳）

成長曲線を描くと低身長の経過がわかる。特発性では生後から身長の伸びが鈍化している。器質性ではもとになる病気の発症にあわせて身長の伸びが悪くなる。成長ホルモンを投与すると身長の伸びが促進される。

出典：「子どもの成長障害 その早期発見のために」
ファイザー株式会社 https://ghw.phizer.co.jp/comedical/

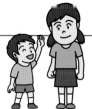

平均身長の−2.0SD以下。
この病気では低身長でもプロポーション、知能は正常。

成長ホルモンは傷んだからだを修復する

　脳下垂体から分泌される成長ホルモンには、「骨や筋肉をつくる」、「脂質の代謝を促進する」といったはたらきがあります。これは成長過程にある子どもだけでなく、成長が止まったあとや、大人になってからも必要です。たとえば激しい運動をして筋肉が傷ついたときなども、成長ホルモンが、傷ついた部分の修復を促してくれます。成長ホルモンは睡眠中、特に入眠直後の深い睡眠のときに多く分泌されます。したがって、運動による疲労の回復や筋肉の発達には、質の良い睡眠が不可欠なのです。

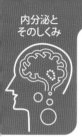

視床下部− 下垂体疾患③ 尿崩症

ポイント
▶ 下垂体後葉のバソプレシンの作用低下により尿量が増える
▶ バソプレシンの分泌が低下するものを中枢性尿崩症という
▶ 腎臓でのバソプレシンの効きが悪いものを腎性尿崩症という

尿量が増えて異常にのどが渇き、水を飲む

　尿崩症は下垂体後葉のバソプレシンの作用が低下して起こる病気です。バソプレシンは抗利尿ホルモンとも呼ばれ、腎臓で尿をつくるプロセスで水の再吸収を促して、尿量を減らすはたらきがあります。このはたらきが低下すると、水分が尿として過剰に捨てられてしまうことになります。尿崩症には、脳下垂体からのバソプレシンの分泌が低下することで起こる中枢性尿崩症と、腎臓でのバソプレシンの効きが悪くなってしまう腎性尿崩症があります。

　尿崩症の主な症状は尿量の増加です。尿量が増えた結果体液量が減り、体液の浸透圧が高くなります。そのままだと脱水状態になりますが、通常は異常にのどが乾き（口渇）、自発的に水分をたくさん飲む（多飲）ため、問題になることはほとんどありません。ただし高齢者などで水分摂取量が足りない場合は脱水症状を起こします。

ほかの病気と鑑別が必要

　精神疾患やストレスなどで異常に水を飲む心因性多飲症や糖尿病、腎不全などでも尿量が増えるので、それらとの鑑別が必要です。点滴で食塩水を投与したり、水分摂取を制限したり、バソプレシンを投与したりして、血中のバソプレシン濃度や尿量などの変化を見て診断します。

　中枢性尿崩症ではバソプレシンの作用をする薬物を投与します。腎性尿崩症では利尿薬で治療します。尿量を減らしたいのに利尿薬を投与するのは、尿生成のプロセスをうまく利用すれば、結果的に尿量を減らす効果があるからです。

 試験に出る語句

尿崩症
バソプレシンの問題で尿量が異常に増える病気。バソプレシンの分泌が低下する中枢性と、腎臓でのバソプレシンの効きが悪くなる腎性がある。

バソプレシン
下垂体後葉ホルモンで、腎臓での水の再吸収を促して尿量を減らす作用がある。抗利尿ホルモンとも呼ばれる。

● 中枢性尿崩症と腎性尿崩症 ●

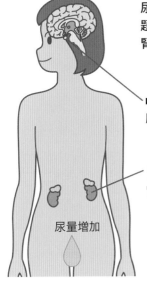

尿崩症とは下垂体後葉ホルモンのバソプレシンの問題で尿量が異常に増加する病気で、中枢性尿崩症と腎性尿崩症に分けられる。

中枢性尿崩症
脳下垂体からのバソプレシンの分泌低下

腎性尿崩症
腎臓でのバソプレシン反応性低下

尿量増加

● 尿崩症と心因性多飲症の違い ●

どちらも多尿、口渇、多飲の症状が現れるが、尿崩症は尿量が多くなるため多く飲むのに対して、心因性多飲症ではたくさん飲むため尿量が増える。また多尿、口渇、多飲は糖尿病でもみられる症状である。

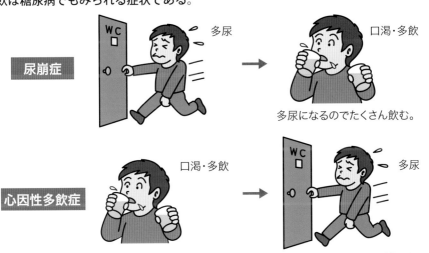

尿崩症　多尿　口渇・多飲
多尿になるのでたくさん飲む。

心因性多飲症　口渇・多飲　多尿
たくさん飲むので尿量が多くなる。

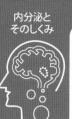

甲状腺とホルモン

ポイント
- ▶ 甲状腺は蝶のような形で、のどにはりついている
- ▶ 甲状腺ホルモンには分子構造の違うT3、T4、rT3がある
- ▶ 甲状腺ホルモンは全身の代謝を上げる

のどにはりつく蝶のような形の甲状腺

甲状腺は、のどの前面にはりついています。位置は甲状軟骨（男性ののどぼとけ）の下で、男性のほうがやや下方についています。右葉と左葉が中央の峡部でつながっていて、蝶が羽を広げたような形をしています。半数以上の人で峡部から上方に突き出た錐体葉がついています。

甲状腺の甲状腺ホルモンは、視床下部からの甲状腺刺激ホルモン放出ホルモンが脳下垂体からの甲状腺刺激ホルモンの分泌を促し、この甲状腺刺激ホルモンが甲状腺を刺激することで分泌が促されます。甲状腺ホルモンは全身の細胞の代謝を亢進させるはたらきをもっています。

生理活性があるのはトリヨードサイロニン

甲状腺ホルモンには分子構造が異なる3種類の物質があります。最も多く分泌されるのはサイロキシン（T4）で全体の93％を占め、5％がトリヨードサイロニン（T3）、2％がリバーストリヨードサイロニン（rT3）です。全身の細胞で作用を発揮するのはT3で、T4はそのままでは作用を発揮できません。T4は甲状腺から出て血流に乗ってからだの細胞に届くと、細胞の中で代謝されてT3になり、はじめて作用を発揮するしくみになっています。またrT3はほとんど作用をもちません。

甲状腺ホルモンにはヨードが含まれています。ヨードは海藻類に多く含まれていて、昆布や海苔、わかめなどをよく食べる日本人は、ヨードが不足して甲状腺ホルモンが足りなくなることはほとんどありません。

試験に出る語句

甲状腺
のどにはりついている内分泌器官。甲状腺ホルモンを分泌する。

甲状腺ホルモン
分子構造の異なるサイロキシン（T4）、トリヨードサイロニン（T3）、リバーストリヨードサイロニン（rT3）の3種類がある。生理活性をもつのはトリヨードサイロニン。

キーワード

ヨード
ヨウ素のこと。甲状腺ホルモンの材料になる。日本人は昆布や海苔などヨードを含む海藻をよく食べるので、不足することはほとんどない。

メモ

ヨードの摂取が少ない国では……
欧米などには海藻類をあまり食べない国や地方があり、そういったところではヨード欠乏による甲状腺機能低下が起こることがある。そのため塩にヨードが添加されている国もある。

● 甲状腺とホルモン ●

甲状腺はのどの甲状軟骨や輪状軟骨の下方にはりついている。蝶が羽を広げたような形をしている。甲状腺ホルモンは、視床下部の甲状腺刺激ホルモン放出ホルモンと脳下垂体の甲状腺刺激ホルモンによって刺激される。

● 甲状腺の位置と形 ●

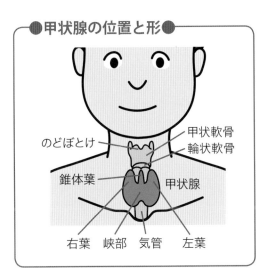

のどぼとけ
甲状軟骨
輪状軟骨
錐体葉
甲状腺
右葉　峡部　気管　左葉

● 甲状腺ホルモンの分泌 ●

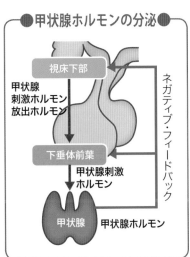

視床下部

甲状腺
刺激ホルモン
放出ホルモン

ネガティブ・フィードバック

下垂体前葉

甲状腺刺激
ホルモン

甲状腺　甲状腺ホルモン

● 甲状腺ホルモンの作用 ●

甲状腺ホルモンは全身の代謝を上げる。心拍数や体温、血糖値が上昇し、脳の反応性が高まる。成長・発達にも不可欠なホルモンである。

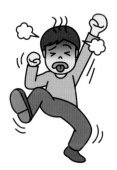

甲状腺ホルモンは
全身の代謝を上げる。

・基礎代謝を上げる
・心拍数を増やし、血圧を上げる
・糖の吸収を促進して血糖値を上げる
・骨格筋でのたんぱく質の異化
・中枢神経系を刺激する
・成長・発達に必須　など

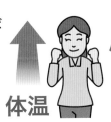

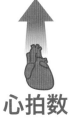

体温

心拍数

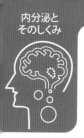

甲状腺
疾患①

甲状腺機能亢進症

ポイント
▶ 甲状腺機能亢進症は甲状腺ホルモン産生が過剰になる病気
▶ 代表的な甲状腺機能亢進症は若い女性に多いバセドウ病
▶ 常に運動をしているような状態になって疲労しやすい

代表的な病気はバセドウ病

甲状腺の病気のうち血中の甲状腺ホルモンが著しく上昇して中毒症を起こすことを**甲状腺中毒症**といいます。そのうち甲状腺ホルモンの産生が過剰になるものを**甲状腺機能亢進症**、炎症やある種のがん治療薬などによって甲状腺の組織が壊れ、中から甲状腺ホルモンが漏れ出るために血中濃度が上がり**破壊性甲状腺 (中毒) 症**といいます。破壊性甲状腺 (中毒) 症では、破壊された組織からのホルモンの漏れが止まると、逆にホルモンが低下することがあります。

代表的な甲状腺機能亢進症は**バセドウ病**です。攻撃する必要がない自分自身の組織に対して**抗体**ができ、甲状腺が刺激されて、ホルモンが過剰に分泌されてしまうのです。

常に運動をしているような状態になる

バセドウ病は20代〜40代の女性に多い病気です。甲状腺刺激ホルモンの受容体 (P.22参照) に**自己抗体** (自分自身に対する抗体) が結合し、それを脳下垂体からの刺激と勘違いして甲状腺がホルモンを過剰に産生してしまう**自己免疫疾患**です。

甲状腺が腫れてくるとともに、全身の代謝が異常に亢進し、どうきや息切れ、頻脈、血圧上昇、多汗などの症状が現れます。常に運動を続けているようなものなので、疲労を自覚するようになり、眼球が突出し、手指が震えるなどの症状も出ます。薬物療法で経過をみますが、状況によっては**放射性同位元素 (アイソトープ)** によって甲状腺の組織を壊す治療や、手術による摘出が行われます。

試験に出る語句

甲状腺中毒症
血中の甲状腺ホルモン濃度が異常に高くなり、動悸・息切れ・頻脈などが出る。ホルモンの産生が増える甲状腺機能亢進症、甲状腺の組織が壊れてホルモンが漏れ出る破壊性甲状腺中毒症が原因となる。

甲状腺機能亢進症
甲状腺ホルモンの産生が異常に亢進する病気の総称。代表的なのはバセドウ病。

キーワード

自己抗体
ウイルスなどの外敵を攻撃するために免疫細胞がつくる抗体が、本来攻撃対象にはならないはずの自分自身の組織に対してつくられてしまうことがある。その抗体を自己抗体という。

● 甲状腺機能亢進症と破壊性甲状腺（中毒）症 ●

甲状腺ホルモンが著しく過剰になり、中毒症状をきたすことを甲状腺中毒症という。甲状腺中毒症の原因には、ホルモンの産生が亢進する甲状腺機能亢進症と、甲状腺の組織が壊れて中のホルモンが漏れ出る破壊性甲状腺（中毒）症がある。

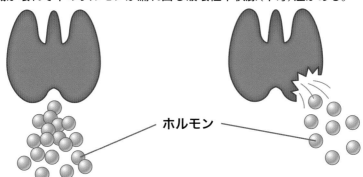

ホルモン

ホルモンの「産生」が亢進し、過剰になる　　　甲状腺が壊れてホルモンが漏れ出る

| 甲状腺機能亢進症 | 破壊性甲状腺（中毒）症 |

● 甲状腺機能亢進症の代表的疾患「バセドウ病」 ●

バセドウ病は自己抗体による自己免疫疾患である。代謝が著しく亢進し、じっとしていても激しい運動をしているような状態になる。

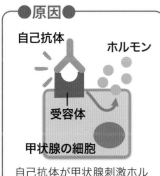

●原因●

自己抗体

ホルモン

受容体

甲状腺の細胞

自己抗体が甲状腺刺激ホルモンの受容体に結合し、それを脳下垂体からの指示だと勘違いして甲状腺がホルモンを産生し続ける。

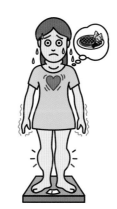

●症状●

・甲状腺が腫れる
・眼球突出
・多汗
・心拍数増加
・血圧上昇
・手指の震え
・脛の粘液水腫
・筋力低下
・骨粗しょう症
・無月経
・食欲亢進
・体重減少　　など

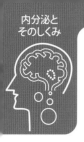

甲状腺機能低下症

ポイント

▶ 甲状腺機能低下症は甲状腺ホルモンが不足する病気の総称
▶ 慢性甲状腺炎（橋本病）が最も多い
▶ 代謝が低下し、低体温や徐脈、思考力低下などの症状が出る

原発性、二次性、三次性に分けられる

　甲状腺ホルモンの作用が不足する病気を<u>甲状腺機能低下症</u>といいます。この病気は、甲状腺自体に問題がある<u>原発性（甲状腺性）</u>と、脳下垂体からの甲状腺刺激ホルモンに問題があって生じる<u>二次性（下垂体性）</u>、視床下部からの甲状腺刺激ホルモン放出ホルモンに問題があって生じる<u>三次性（視床下部性）</u>に分けられます。そのうち成人の甲状腺機能低下症で最も多いのは、原発性に分類される<u>慢性甲状腺炎</u>で、<u>橋本病</u>とも呼ばれます。

代謝が落ちて元気がなくなる

　慢性甲状腺炎は40代〜50代の女性に多い病気で、自分自身に対して免疫がはたらいてしまう<u>自己免疫疾患</u>です。<u>自己抗体</u>が誤って自分の<u>甲状腺ホルモン</u>を攻撃し、慢性の炎症を起こしてしまいます。そのため、甲状腺組織が破壊され、甲状腺ホルモンの分泌量が減り、元気がなくなってきます。体温が下がって寒がりになり、汗が減って皮膚が乾燥します。筋力低下、疲れやすい、徐脈、便秘、脱毛、粘液水腫などの症状が現れ、思考力や認知機能が低下し、緩慢な話し方になることもあります。

　甲状腺ホルモンの産生能力が低下しても、視床下部－脳下垂体からの指令が強まり分泌量が保てる、<u>潜在性甲状腺機能低下症</u>もあります。成人女性の10％程度は自覚がないまま甲状腺機能低下症になっているとする報告もあります。

　治療は薬物療法で、甲状腺の機能の状態にあわせて甲状腺ホルモンの薬（T4製剤。P.170参照）を投与します。

● 甲状腺機能低下症の種類 ●

甲状腺機能低下症は、何が問題で甲状腺ホルモンが低下するかで3つに分けられる。甲状腺自体に問題があるものを原発性（甲状腺性）、脳下垂体に問題があるものを二次性（下垂体性）、視床下部に問題があるものを三次性（視床下部性）という。いずれも甲状腺からのネガティブ・フィードバック（P.24参照）は弱まる。

原発性（甲状腺性）	二次性（下垂体性）	三次性（視床下部性）

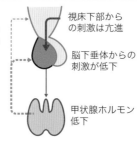 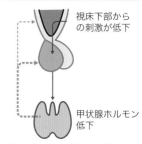

原発性（甲状腺性）

視床下部と脳下垂体からの刺激は亢進

視床下部・脳下垂体・甲状腺

甲状腺ホルモン低下

甲状腺の問題で甲状腺ホルモンが低下。ネガティブ・フィードバックが弱まる。

二次性（下垂体性）

視床下部からの刺激は亢進

脳下垂体からの刺激が低下

甲状腺ホルモン低下

脳下垂体の問題で甲状腺への刺激が弱まる。視床下部からの刺激は亢進。

三次性（視床下部性）

視床下部からの刺激が低下

甲状腺ホルモン低下

視床下部の問題で脳下垂体と甲状腺への刺激が弱まる。

● 慢性甲状腺炎（橋本病）の主な症状 ●

慢性甲状腺炎は自己免疫疾患で、甲状腺ホルモンがつくれなくなって起こる。代謝が低下し、元気がないような状態になる。

●症状●

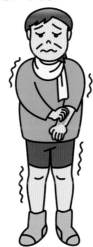

・甲状腺が腫れる
・体温低下、寒がり
・発汗減少、皮膚の乾燥
・徐脈
・心拡大
・筋力低下

・疲れやすい、疲労感
・粘液水腫、まぶたの浮腫
・便秘
・思考力や認知機能の低下
・緩慢な話し方
・表情が乏しい
・脱毛　など

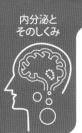

副甲状腺のホルモンと疾患

ポイント
▶ 副甲状腺は上皮小体とも呼ばれ、甲状腺の裏についている
▶ 副甲状腺ホルモンは血中カルシウム濃度を上げる
▶ 亢進症と低下症があり、血中カルシウム濃度の異常が起こる

副甲状腺は甲状腺の補助装置ではない

　副甲状腺は甲状腺の裏側にくっついている小さな内分泌器官で、上皮小体とも呼ばれます。名前から甲状腺の補助装置のようですが、甲状腺とは別の内分泌器官です。

　副甲状腺から分泌される副甲状腺ホルモンはパラトルモン（またはパラソルモン）と表記されていることがあります。副甲状腺ホルモンの作用は血液中のカルシウム濃度（血中カルシウム濃度）を上げることです。骨を壊すはたらきがある破骨細胞を活性化して骨吸収を促し、腎臓で尿をつくるプロセスに作用してカルシウムの再吸収を促すことで、血中カルシウム濃度を上げます。また小腸でのカルシウムの吸収を促進するビタミンDを活性化する作用もあります。

ホルモンが過剰になる亢進症と不足する低下症

　副甲状腺ホルモンが過剰になる副甲状腺機能亢進症は、腺腫によるものが多く、ほかは過形成やがんなどが原因です。高カルシウム血症と、それが原因で起こる吐き気や食欲不振、口渇・多飲・多尿、尿管結石などのほか、骨吸収の促進による骨の痛みや病的骨折がみられます。

　副甲状腺ホルモンが不足する副甲状腺機能低下症は、自己免疫疾患によるものや甲状腺の手術などによるもの（特発性、続発性）と、ホルモンの骨や腎臓での効きが悪いために起こるもの（偽性）とがあります。低カルシウム血症により感覚の異常やてんかん、神経が異常に興奮することで手足などのしびれやけいれんが起こるテタニー症状、不安や抑うつなどの症状が現れます。

試験に出る語句

副甲状腺
上皮小体ともいう。甲状腺の裏にくっついている。通常は4個だが、それ以上あることもある。

副甲状腺ホルモン
パラトルモンまたはパラソルモンと記載されている場合がある。血中カルシウム濃度を上げるはたらきがある。

キーワード

腺腫
腺を構成する細胞から生じる良性腫瘍。

過形成
細胞が過剰に増殖してしまうこと。組織が肥大したり、機能が過剰になったりする。

特発性
原因が不明のもの。

偽性
症状は似ているが、原因は異なるもの。

● 副甲状腺とホルモン ●

副甲状腺は、上皮小体ともいい、甲状腺の裏にはりつくように位置する小さな内分泌腺である。甲状腺の補助装置ではない。副甲状腺ホルモンはパラトルモンまたはパラソルモンと呼ばれることがある。

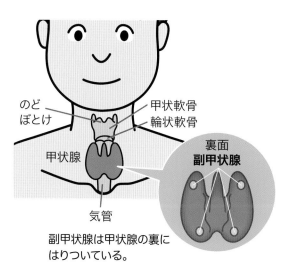

のど
ぼとけ
甲状軟骨
輪状軟骨
甲状腺
気管
裏面
副甲状腺

副甲状腺は甲状腺の裏に
はりついている。

副甲状腺ホルモンのはたらき
・骨の破骨細胞を活性化して
　骨吸収を促進
・腎臓でのカルシウムの再吸
　収を促進
・腎臓での活性型ビタミンD
　の産生を促進
　　　　　↓
血中カルシウム濃度を上げる

● 副甲状腺の疾患 ●

副甲状腺の疾患は、副甲状腺ホルモンが過剰になる副甲状腺機能亢進症と、ホルモンが不足する副甲状腺機能低下症がある。

●副甲状腺機能亢進症●

腺腫のほか、過形成やがんなどが原因

【主な症状】
高カルシウム血症：
・吐き気、食欲不振
・口渇・多飲・多尿
・尿管結石など
骨吸収の促進：
・骨の痛み
・病的骨折など

●副甲状腺機能低下症●

自己免疫疾患、甲状腺の切除、ホルモンの作用の低下などが原因

【主な症状】
低カルシウム血症：
・てんかん
・感覚の異常
・テタニー症状（手足の
　けいれんやしびれ）
・皮膚の乾燥
・不安、抑うつなど

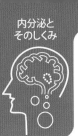

内分泌と
そのしくみ

副腎皮質と副腎髄質

ポイント
- ▶ 副腎は腎臓の上につくが、腎臓の補助装置ではない
- ▶ 皮質は3層からなり、別々のステロイドホルモンを分泌する
- ▶ 髄質のカテコールアミンは交感神経の刺激で分泌する

皮質は3層に分かれて別々のホルモンを分泌

　副腎（ふくじん）は左右の腎臓の上につく内分泌腺で、表面の皮質と中の髄質に分けることができます。皮質と髄質はまったく違う組織で、違う物質のホルモンを分泌しています。

　副腎皮質（ふくじんひしつ）から分泌されるホルモンは、いずれもコレステロールをもとに合成される**ステロイドホルモン**です。皮質はさらに3層に分かれており、表層に近い**球状層**（きゅうじょうそう）からは血圧を上げる**アルドステロン**が、中間の**束状層**（そくじょうそう）からは生命の維持に重要な役割を果たす**コルチゾール**が、深層の**網状層**（もうじょうそう）からは男性ホルモンの**アンドロゲン**が分泌されています。

　特にコルチゾールは重要で、三大栄養素の代謝の調節、体内の水や電解質の調節、血圧の調節、中枢神経系の興奮、骨代謝の調節などの役割を担っています。またストレス時に分泌が上昇し、血液循環やエネルギー代謝を調節し、ストレスに対応できるようにします。さらに免疫のはたらきを抑制して炎症を鎮める作用があります。多くの病気の治療に使われる**ステロイド薬**はこのコルチゾールの作用を利用した**合成ステロイド**です。

髄質のカテコールアミンが交感神経の作用を増強

　副腎髄質（ふくじんずいしつ）からは、**カテコールアミン**と呼ばれるアミノ酸から合成される物質でできた**ノルアドレナリンとアドレナリン**が分泌されています。これらの分泌は視床下部や脳下垂体ではなく、自律神経の**交感神経**によって促されます。カテコールアミンは交感神経の作用を増強し、心拍数や血圧、血糖値の上昇、発汗などの変化をもたらします。

試験に出る語句

副腎
腎臓の上につく内分泌腺。腎臓とは直接関係ない。皮質と髄質に分けられ、それぞれ別の物質でできたホルモンを分泌する。

副腎皮質
副腎の表面の部分で、ステロイドホルモンを分泌する。表層から順にアルドステロンを分泌する球状層、コルチゾールを分泌する束状層、アンドロゲンを分泌する網状層に分かれる。

副腎髄質
副腎の中心部分で、カテコールアミンのノルアドレナリンとアドレナリンを分泌する。分泌は交感神経によって刺激される。

キーワード

ステロイドホルモン
コレステロールから合成されるホルモン。
カテコールアミン
チロシンというアミノ酸からつくられるホルモン。

● 副腎は皮質と髄質に分けられる ●

副腎は左右の腎臓の上に乗っているが、腎臓の補助装置ではない。皮質と髄質に分けられ、それぞれ別の物質のホルモンを分泌している。

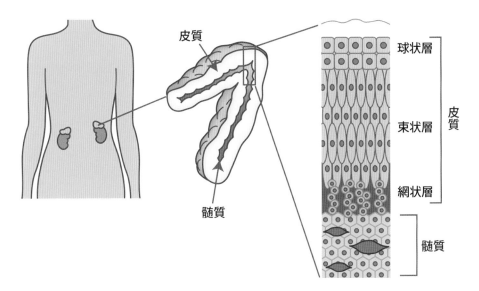

皮質

球状層

束状層 ┃皮質

網状層

髄質

髄質

● 副腎皮質ホルモンと副腎髄質ホルモン ●

皮質からは3種類のステロイドホルモンが、髄質からはカテコールアミンが分泌されている。

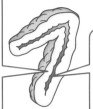

● 副腎皮質ホルモン ●

副腎皮質ホルモンはステロイドホルモンである。

● 球状層：アルドステロン
腎臓での水とナトリウムの再吸収を促進し、血圧を上げる。

● 束状層：コルチゾール
三大栄養素の代謝、水・電解質の調節、血圧の調節、抗ストレス、免疫の抑制など。

● 網状層：アンドロゲン
男性ホルモンの作用。

● 副腎髄質ホルモン ●

副腎髄質ホルモンはカテコールアミンである。

● ノルアドレナリンとアドレナリン
交感神経の作用の増強、心拍数・血圧上昇、血糖値上昇、発汗など。

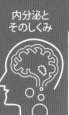

内分泌と
そのしくみ

副腎皮質の疾患① クッシング症候群

ポイント
▶ クッシング症候群はコルチゾールが過剰になることで起こる
▶ 腺腫やがんなどのほか、ステロイドの長期投与でも起こる
▶ 満月様顔貌や中心性肥満などの特徴的な症状が現れる

副腎皮質や脳下垂体の腫瘍などが原因

　クッシング症候群は副腎皮質からのコルチゾールの分泌が過剰になって起こる病気の総称で、40代〜50代の女性に多い病気です。副腎皮質の腺腫やがん、過形成のほか、脳下垂体に副腎皮質刺激ホルモンを産生する腫瘍ができることなどが原因です。また副腎皮質ホルモンの炎症を鎮めたり免疫機能を抑制したりする作用を利用して、ある種の慢性疾患などの治療のため長期に投与された場合も、クッシング症候群と同様の症状が現れます。

満月様顔貌やニキビなどが特徴的な症状

　コルチゾールが過剰になることによって、顔が丸くなる満月様顔貌（ムーン〈月〉フェイス）、体幹が太って手足が細い中心性肥満、肩甲骨周辺に脂肪がたまってもりあがる野牛肩（バッファローハンプ）といった変化が現れます。皮膚が薄くなるうえ、急激な脂肪沈着によって皮膚がのばされて真皮が裂け、赤紫色の線（赤色皮膚線条）がみえるようになります。高血圧、高血糖、下腿などのむくみ、筋肉の萎縮、骨粗しょう症、尿管結石などの症状が現れます。また免疫を担う細胞が減ることで感染しやすい状態になります。副腎皮質のアンドロゲンも過剰になると、ひどいニキビ（ざ瘡）や多毛、女性では月経異常が起こります。

　諸検査によって何が原因か、腫瘍の場合はどこのどんな腫瘍かを明らかにします。腫瘍の場合、治療の基本は手術です。手術ができない場合などにはコルチゾールの合成を阻害する薬による薬物治療が行われることがあります。

 試験に出る語句

クッシング症候群
コルチゾールが過剰になることで起こる病気の総称。副腎の腺腫やがん、脳下垂体のホルモン産生腫瘍などが原因。ステロイドの長期投与でも起こる。

満月様顔貌
コルチゾール過剰によって生じる特徴的な症状。顔がまん丸になる。

 キーワード

症候群
シンドローム（P.100参照）。同時に一連の症状が現れること。原因不明か原因が単一でない場合に使われる。

● クッシング症候群の原因 ●

コルチゾールが過剰になることで起こるクッシング症候群の原因は、副腎皮質の腺腫などでコルチゾールが過剰に分泌されるものと、副腎皮質刺激ホルモンが過剰になるもの、ステロイド薬の長期投与などに分けられる。

副腎自体の問題で コルチゾールが過剰に	副腎皮質刺激ホルモン の過剰によるもの	副腎皮質ステロイド薬 の長期投与によるもの

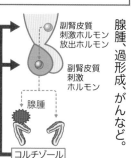

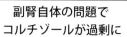

副腎皮質刺激ホルモン放出ホルモン

副腎皮質刺激ホルモン

腺腫

コルチゾール

腺腫、過形成、がんなど。

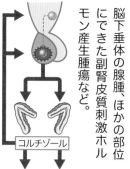

コルチゾール

脳下垂体の腺腫、ほかの部位にできた副腎皮質刺激ホルモン産生腫瘍など。

慢性炎症性疾患や臓器移植後など。

● クッシング症候群の症状 ●

コルチゾール過剰による代謝異常などにより、満月様顔貌や中心性肥満などの特徴的な症状が現れる。

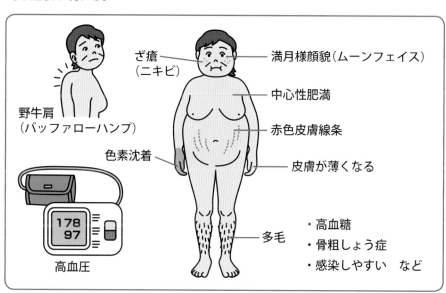

ざ瘡（ニキビ）

満月様顔貌（ムーンフェイス）

中心性肥満

赤色皮膚線条

皮膚が薄くなる

野牛肩（バッファローハンプ）

色素沈着

多毛

・高血糖
・骨粗しょう症
・感染しやすい　など

178
97

高血圧

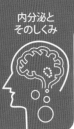

副腎皮質の
疾患②

原発性アルドステロン症

▶ 副腎皮質のアルドステロン産生腺腫が75%を占める
▶ 高血圧患者の5〜10%がこの病気と考えられている
▶ 高血圧の人にはスクリーニング検査が推奨される

アルドステロンを産生する腺腫が最大の原因

副腎皮質のアルドステロンが過剰になる病気が**アルドステロン症**で、そのうち副腎皮質自体に原因があるものを**原発性アルドステロン症**といいます。75%はアルドステロンを産生する腺腫が原因で、原因不明のものが10%強あるとされています。

アルドステロンは腎臓でナトリウムと水の再吸収を促して血圧を上げ、尿へのカリウムや酸（H+）の排泄を促します。アルドステロンが過剰になるとこれらの作用が亢進し、さまざまな症状が現れます。

高血圧の一部はこの病気の可能性あり

主な症状は**高血圧**です。日本人の高血圧の多くは原因不明ですが、5〜10%はこの原発性アルドステロン症だと考えられています。**カリウム**の排泄によって**低カリウム血症**になると、脱力、筋力低下、心電図の異常などの症状が現れます。また酸が多く排泄されると体液がアルカリ性にかたむく**代謝性アルカローシス**になり、それが血中のたんぱく質やカルシウムに変化を及ぼして**低カルシウム血症**を引き起こし、手足などのしびれやけいれんなどが生じる**テタニー**（P.176参照）という症状が現れます。

高血圧がある場合、アルドステロン症かどうかを確認するため**スクリーニング検査**の実施が推奨されています。いくつかの検査でアルドステロン症と診断された場合、腺腫などの病変が副腎の片方か両方か、手術を希望するか否かなどをふまえて、手術か薬物療法かを選択して治療します。

 試験に出る語句

アルドステロン症
何らかの原因で副腎皮質ホルモンのアルドステロンが過剰になる病気。原発性、偽性（P.176参照）などがある。

 キーワード

原発性
原因は不明だが、その臓器自体に何らかの問題があるもの。ほかの臓器や機能の問題によって引き起こされたものではない。
スクリーニング検査
何かの病気を疑う場合に、比較的簡単な方法でその可能性を探るための検査。高血圧の場合、血漿アルドステロン濃度と血漿レニン活性を測る検査が推奨されている。

 メモ

アルドステロン自体が臓器を傷める
高血圧によっても全身の臓器が傷んでくるが、近年、アルドステロン自体が各臓器を直接障害することがわかってきた。

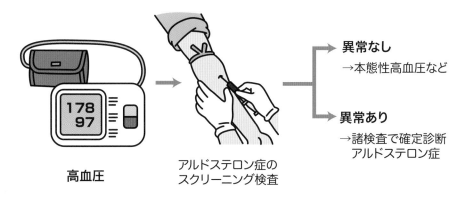

● 高血圧の5〜10%が原発性アルドステロン症の可能性 ●

日本人の高血圧の大半は、原因がはっきりせず、加齢や遺伝的素因、運動不足、食生活の問題などの要因がかかわる本態性高血圧症とされるが、一部にアルドステロン症などの原因疾患が発見されることがあるため、スクリーニング検査が推奨されている。

異常なし
→本態性高血圧など

異常あり
→諸検査で確定診断
アルドステロン症

高血圧

アルドステロン症の
スクリーニング検査

●原発性アルドステロン症の症状

高血圧のほか、低カリウム血症による脱力や心電図の異常、代謝性アルカローシスによって起こる低カルシウム血症によるテタニーなどの症状がみられるが、高血圧以外の症状がみられないことも多い。

「適度な運動で改善を」 とはいかない高血圧もある

　原発性アルドステロン症の主な症状は高血圧です。高血圧というと、運動不足、肥満、塩分のとりすぎなどが要因の、中高年の生活習慣病をイメージしがちですが、原発性アルドステロン症は生活習慣とは関係ありません。したがって、適度な運動で改善するものではないのです。血圧が高いだけでは自覚症状はほとんどなく、原因の推測もできませんから、運動指導をする対象者に高血圧の傾向がある場合は、医師の診断を受けてもらい、原因を精査し、運動の可否を確認するのが望ましいといえます。

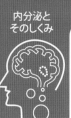

副腎皮質の疾患③ 褐色細胞腫・パラガングリオーマ

ポイント
- ▶ 副腎髄質と傍神経節から生じるカテコールアミン産生腫瘍
- ▶ カテコールアミンの過剰で高血圧や高血糖などが起こる
- ▶ 高血圧、高血糖、代謝の亢進、発汗、頭痛が主要症候

組織が同じ副腎髄質と傍神経節から生じる腫瘍

　褐色細胞腫・パラガングリオーマは、髄副腎髄質と、それと同じ組織でできている傍神経節という組織にカテコールアミンを産生する腫瘍ができる病気です。傍神経節とはカテコールアミンなどを産生する細胞のあつまりで、頭部から体幹にかけて脊柱の左右を走る交感神経幹にある交感神経節という組織の近くにあります。実は、副腎髄質は最大の傍神経節です。そして副腎髄質にできる腫瘍を褐色細胞腫、ほかの傍神経節にできるものをパラガングリオーマといい、両者を合わせて褐色細胞腫・パラガングリオーマ(PPGL)という病名になっています。多くの場合、片側だけに単発でできる良性腫瘍ですが、約10％が悪性腫瘍です。

高血圧や高血糖などの５つの主要兆候

　PPGLではカテコールアミンのアドレナリンなどが過剰になるため、高血圧、高血糖、代謝の亢進、発汗、頭痛といった症状が現れます。これら５つの症状はこの病気の主要症候です。ほかにどうき、吐き気や嘔吐、腹痛、便秘、手の震えといった身体的症状や、不安感などの精神・心理的症状がみられることがあります。ただし、ほとんど症状がないことも少なくなく、健康診断のCTやMRIなどの画像診断で偶然発見されることもあります。

　諸検査で腫瘍の場所や悪性度などを調べます。治療の基本は手術による腫瘍の切除です。手術できない場合や手術の前後などには、カテコールアミンの作用をブロックして高血圧などの症状を抑える薬を投与します。

試験に出る語句

褐色細胞腫
副腎髄質から生じるカテコールアミン産生腫瘍。

パラガングリオーマ
傍神経節から生じるカテコールアミン産生腫瘍。

PPGL
副腎髄質と傍神経節は同じ組織であることから、褐色細胞腫とパラガングリオーマを並べ、英語の「pheochromocytoma and paraganglioma」の頭文字をとってPPGLと呼ぶ。

キーワード

傍神経節
交感神経節のそばなどにある、カテコールアミンを産生する組織。副腎髄質は最大の傍神経節である。

交感神経幹・交感神経節
自律神経の交感神経の神経線維は、脊柱の左右に交感神経幹という構造をつくっている。そこに間隔をおいていくつものもりあがりがあり、これが神経節である。

● 褐色細胞腫・パラガングリオーマ ●

副腎髄質と交感神経幹にある傍神経節は同じ組織で、ここから生じるカテコールアミン産生腫瘍を褐色細胞腫・パラガングリオーマという。略してPPGLと表記される。

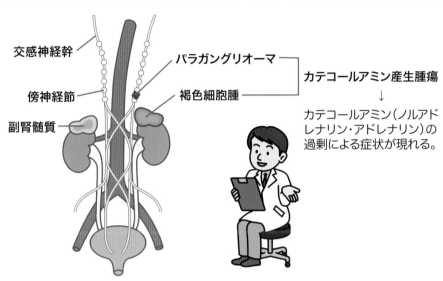

交感神経幹
傍神経節
副腎髄質
パラガングリオーマ
褐色細胞腫

カテコールアミン産生腫瘍
↓
カテコールアミン（ノルアドレナリン・アドレナリン）の過剰による症状が現れる。

● 褐色細胞腫・パラガングリオーマの症状 ●

高血圧、高血糖、代謝の亢進、発汗、頭痛は主要症候。ほかにどうきや吐き気などの症状がみられるが、ほとんど症状がない場合もある。

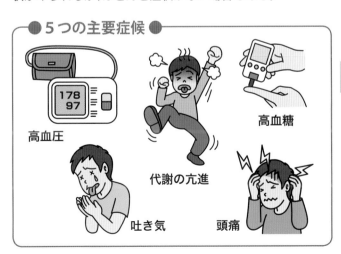

● 5つの主要症候 ●

178
97

高血圧
代謝の亢進
高血糖
吐き気
頭痛

その他の症状

・どうき
・発汗
・腹痛
・便秘
・手の震え
・不安感など

索引

187

【監修者紹介】

小田原雅人 (おだわらまさと)

医療法人財団順和会　山王病院　糖尿病内分泌代謝内科　部長、国際医療福祉大学　臨床医学研究センター教授、東京医科大学　糖尿病・代謝・内分泌内科学分野　特任教授。東京大学医学部医学科卒業、東京大学附属病院助手を経て、筑波大学臨床医学系内科内分泌代謝科文部教官講師となる。1996年(平成8年)、英国オックスフォード大学医学部を卒業後、2000年国家公務員共済組合連合会虎の門病院　内分泌代謝科部長に就任。東京医科大学　内科学第三講座主任教授(東京薬科大学　客員教授　併任)を経て東京医科大学病院　副病院長に就任。2014年より東京医科大学　糖尿病・代謝・内分泌・リウマチ・膠原病内科学分野主任教授(組織名称変更による)、医療法人財団順和会山王病院　糖尿病内分泌内科部長国際医療福祉大学臨床医学研究センター教授(兼任)、東京医科大学　糖尿病・代謝・内分泌内科学分野特任教授(兼任)。日本成人病(生活習慣病)学会理事長、日本成人病学会理事、日本糖尿病合併症学会理事、日本糖尿病財団常務理事、日本内科学会評議員、日本糖尿病学会評議員、日本内分泌学会代議員、日本糖尿病合併症学会評議員、日本成人病学会評議員、日本臨床分子医学会評議員、日本病態栄養学会評議員、日本内科学会認定医、日本内科学会指導医、日本肥満学会評議員、日本糖尿病学会認定医、日本糖尿病学会指導医、日本臨床栄養学会、日本内科学会関東支部運営協議会委員。医学博士(東京大学)。

編集	有限会社ヴュー企画(佐藤友美)
カバーデザイン	伊勢太郎(アイセックデザイン)
本文デザイン	高橋デザイン事務所
執筆協力	鈴木泰子
イラスト	中村　滋

運動・からだ図解　糖尿病・代謝・内分泌のしくみ

2021年7月31日　初版第1刷発行

監修者	小田原雅人
発行者	滝口直樹
発行所	株式会社マイナビ出版
	〒100-0003
	東京都千代田区一ツ橋2-6-3 一ツ橋ビル2F
	電話　0480-38-6872(注文専用ダイヤル)
	03-3556-2731　(販売部)
	03-3556-2735　(編集部)
	URL　https://book.mynavi.jp/
印刷・製本	シナノ印刷株式会社